AF219941

Intervall-fasten für Frauen

Wie Sie mit intermittierendem Fasten ganz einfach, gesund und nachhaltig abnehmen und Ihre persönliche Wunschfigur erreichen

Marlene Zimmermann

INHALT

Das erwartet Sie in diesem Ratgeber

V erzicht, Hunger und damit auch schlechte Laune. Das sind vermutlich Dinge, die viele Menschen mit dem Begriff „Fasten" in Verbindung bringen würden. Doch was ist, wenn ich Ihnen sage, dass Fasten zu einer verbesserten Gesundheit, einer längeren gesunden Lebensdauer und einem Körper, in dem Sie sich rundum wohlfühlen, verhelfen kann? Trotz all dem ist Intervallfasten wahrlich kein Hexenwerk, auch, wenn es schon nach sehr kurzer Zeit Wunder zu wirken scheint.

Das Fasten hat kulturell, religiös wie auch spirituell eine jahrtausendelange Tradition und ist darüber hinaus durch unsere Evolution und Vergangenheit als

Jäger und Sammler, die auf Nahrungssuche gingen, tief in uns verwurzelt. Heutzutage, in einer Gesellschaft voller Überfluss, haben wir dieses ursprüngliche, natürliche Ernährungsverhalten verlernt, doch der Trend zum Fasten boomt mittlerweile erneut — und das berechtigterweise. Fangen auch Sie an, Ihre eigenen Körpersignale zu verstehen und auf Ihren natürlichen Rhythmus zu hören. So einzigartig wie jeder Mensch, seine Ernährungsweise und auch sein Lebensstil ist, so kann auch die Fastenmethode ganz individuell angepasst werden und nachhaltig für mehr Wohlbefinden sorgen.

In diesem Ratgeber möchte ich Ihnen die Vorteile des Intervallfastens näherbringen und erklären, wie Sie sich diese in wenigen Schritten zunutze machen und das regelmäßige Fasten in Ihren Alltag problemlos integrieren können. Sie erfahren, warum Intervallfasten so nützlich, praktisch und einfach ist, vor allem aber, warum auch Sie sofort damit anfangen sollten. Erreichen Sie Ihre individuellen Ziele, egal, ob es sich dabei um Gewichtsreduktion, eine allgemein bessere Gesundheit oder mehr geistige Klarheit handelt. All das ganz ohne Diäten oder strengen Verzicht.

Ich bin mir sicher, jeder kann das schaffen — auch Sie!

Was ist Intervallfasten?

Intervallfasten, auch genannt intermittierendes Fasten (vom Lateinischen *intermittere* = aussetzen, unterbrechen) oder Kurzzeitfasten, zeichnet sich grundlegend durch sich abwechselnde Phasen der Nahrungsaufnahme und der Nahrungskarenz, also dem Nahrungsverzicht, aus.

Im Folgenden verwende ich den Begriff „Intervallfasten", beziehe mich damit allerdings auf alle gleichbedeutenden Bezeichnungen. Das Intervallfasten ist lediglich eine Form des Fastens und umfasst selbst verschiedene Varianten. In diesem Ratgeber soll es hauptsächlich um den Verzicht auf Nahrung in regelmäßigen Zeitabständen zugunsten der Gesundheit gehen, auch mit dem möglichen Ziel einer Gewichtsreduktion, falls gewünscht.

Wie schon erwähnt, hat das Intervallfasten viele Gesichter, da der Zeitraum, in dem Nahrung zu sich genommen wird, prinzipiell frei wählbar ist. Mit der Zeit haben sich jedoch einige gängige und bewährte Methoden durchgesetzt. So besteht beispielsweise die Möglichkeit, täglich ein Zeitfenster zu haben, in dem man isst oder aber man beschränkt die Nahrungsaufnahme auf einige Wochentage. Das Prinzip dahinter lautet: Verschieben, nicht verzichten! Das dürfte für all diejenigen eine freudige Nachricht sein, die Diäten satt sind und damit nie wirkliche Erfolge erzielen konnten. Es ist bekannt, dass selbst unbeabsichtigte längere Phasen des Nahrungsverzichts positive Auswirkungen haben. Man spricht von Phasen ab sechs bis acht Stunden und nach mehr als zwölf Stunden stellt sich der Körper vermehrt auf die Fettverbrennung ein.

Neben dem Vorteil, dass Sie auf diese Weise wortwörtlich im Schlaf lästiges, überschüssiges Fett loswerden können, hält Intervallfasten den Körper außerdem jung und vital. Nach mehreren Stunden tritt ein spezieller Selbstreinigungsprozess des Organismus in Kraft, wie eine Art Recyclingprogramm. Sie werden merken, dass Sie besser schlafen können und weniger Probleme mit der Verdauung haben werden, da diese in der Fastenzeit zur Ruhe kommen kann und nicht wie üblich auf Hochtouren läuft. Und es ist schließlich bekannt, dass unser Verdauungstrakt im aktiven Zustand ein echter Energiefresser ist. Wenn wir uns diese Energie zurückholen, fühlen wir uns wesentlich fitter und vitaler.

Durch etwas anfängliche Planung ist es möglich, neue Gewohnheiten zu schaffen und dadurch eine Menge an Zeit einzusparen. Zeit, die Sie sich vielleicht auch sehnlichst für ein Hobby oder andere wichtige Dinge im Leben wünschen.

Nachdem Sie die Theorie hinter dem Intervallfasten verstanden haben, sich der positiven Auswirkungen bewusst und überzeugt sind, dieses Ernährungsmodell langfristig in Ihr eigenes Leben zu integrieren, werden Sie zunächst herausfinden müssen, welches Modell für Sie individuell am besten geeignet ist. Eine besonders gängige Methode ist beispielsweise die 16:8-Methode oder die 5:2-Methode. Es gibt noch weitere Varianten, wie die sogenannte OMAD-Methode (aus dem Englischen: one meal a day = eine Mahlzeit am Tag), die ich Ihnen im Folgenden zunächst im Detail genauer erläutern möchte.

DIE 16:8-METHODE

Eine Variante des Intervallfastens, die sich besonders großer Beliebtheit erfreut, ist die bereits erwähnte 16:8-Methode. Das bedeutet, auf eine 16-stündige Fastenzeit folgt eine achtstündige Phase der Nahrungsaufnahme und das Schöne ist: Die meiste Zeit des Fastens wird sowieso verschlafen.

Um es etwas anschaulich zu machen, könnte diese Methode im Alltag wie folgt aussehen: Sie nehmen um 10 Uhr vormittags eine erste Mahlzeit zu sich und bis spätestens 18 Uhr am Abend Ihre letzte. Am Nachmittag gönnen Sie sich eventuell noch einen kleinen Snack oder das, wonach es Ihnen auch immer beliebt. Schließlich besagt das Intervallfasten nicht, was Sie zu essen haben. Sie können in der Zeit, in der Sie essen dürfen, somit prinzipiell zu sich nehmen, was Sie wollen. Sollten Sie etwas Körperfett verlieren wollen, ist es jedoch ratsam, dennoch auf eine ausgewogene Ernährung zu achten, doch dazu später mehr.

Wenn Sie ohnehin jemand sind, der sich am Morgen nicht besonders hungrig fühlt oder wie so viele auch einfach nichts in den Magen kriegt, bietet diese

Methode womöglich einen guten Einstieg. Wie auch bei allen anderen Varianten besteht die Möglichkeit, sich das Zeitfenster so zu legen, wie es einem passt. Wenn Sie es ohne ein gutes und reichhaltiges Frühstück nicht durch den Tag schaffen, dann starten Sie etwas früher und hören dafür etwas früher mit einer leichten Mahlzeit auf. Warum es ratsam ist, längere Zeit vor dem Zubettgehen nichts zu essen, erfahren Sie noch in einem späteren Kapitel.

Die 16:8-Methode ist jedenfalls ein hervorragender Einstieg in das Intervallfasten, da ein achtstündiger Zeitrahmen recht viel Flexibilität bietet. Sie haben auch in diesen acht Stunden Zeit, die erste Mahlzeit in Ruhe zu verdauen und sich zu überlegen, wann und was Sie als Nächstes essen möchten. Wenn Sie in Ihrem Alltag zwangsläufig flexibel sein müssen oder häufiger etwas dazwischenkommt und Sie nicht immer zu Ihren gewohnten Zeiten essen können, haben Sie dennoch ausreichend Pufferzeit. Doch auch, wenn das einmal nicht funktionieren sollte, heißt es: nicht verzweifeln. Intervallfasten ist schließlich keine Diät, sondern eine Ernährungsweise, die Sie, wenn möglich, die meiste Zeit problemlos einhalten können sollten.

FÜR FORTGESCHRITTENE: DIE 18:6- ODER 20:4-METHODE

Wem eine 16-stündige Fastenzeit noch nicht genug ist, kann diese auch auf sechs oder vier Stunden begrenzen. Alles dazwischen ist auch in Ordnung, sprich 17:7, 19:5 und so weiter. Durchgesetzt haben sich neben der 16:8-Methode jedoch vor allem die 18:6- und 20:4-Methode. Doch bedenken Sie, dass Sie mit solchen Modellen weniger flexibel sind und der sofortige Einstieg in eine dieser drastischeren Varianten sich zunächst wie ein Sprung ins kalte Wasser anfühlen wird und es Ihnen womöglich schwerfallen könnte, sich an diese Zeitfenster zu halten.

Auch daran gewöhnt man sich jedoch. Ein längeres Fastenintervall bedeutet allerdings auch, dass die selbstheilenden Kräfte Ihres Körpers, über die ich Sie noch genauer informieren werde, mehr Zeit haben zu wirken und Sie nebenbei auch noch mehr Fett verbrennen können.

WEITERE VARIANTEN

Die OMAD-Methode

Eine noch extremere Variante des Intervallfastens als die 18:6- oder 20:4-Methoden ist das eingangs bereits erwähnte One-Meal-A-Day-Fasten. Abgekürzt auch als OMAD, steht es wortwörtlich für ein Modell, bei dem täglich nur eine einzige Mahlzeit zu sich genommen wird. Das Zeitfenster ist nicht konkret festgelegt.

Da man mit dieser einen Mahlzeit selbstverständlich versuchen sollte, seinen gesamten Nährstoffbedarf zu decken, wird diese Variante auch als „Overeating" (Englisch für „übermäßiges Essen") bezeichnet, da man bei einer solch umfangreichen Nahrungszufuhr in kurzer Zeit nicht selten danach von Völlegefühl und Trägheit geplagt wird. Doch letzten Endes sind die Augen meist größer als der eigentliche Appetit.

Nichtsdestotrotz gibt es Personen, die auf diese Methode schwören. Ein Vorteil des OMAD-Fastens ist nämlich definitiv die Tatsache, dass Sie mehr Zeit für andere Dinge außer Essen haben und über den Tag weniger darüber nachdenken müssen, was Sie und wann Sie essen werden. Diese einzige Mahlzeit wird dann schließlich ganz besonders zelebriert und genossen, was eine willkommene Abwechslung zum überschwänglichen Essverhalten in den westlichen

Industrienationen bietet.

5:2-Fasten

Eine Alternative zu dem täglichen Fasten auf begrenzte Zeit stellt das sogenannte 5:2-Fasten dar. Bei dieser Methode wird an zwei Tagen in der Woche auf die Aufnahme von Kalorien entweder gänzlich verzichtet oder auf ein Minimum reduziert. Idealerweise handelt es sich nicht um zwei aufeinanderfolgende Tage, das könnten also beispielsweise ein Montag und ein Donnerstag sein.

Auf die Weise sind die Abstände zwischen den Fastentagen regelmäßig und der Körper wird durch den Nahrungsverzicht nicht zu sehr gestresst.

Während eines Nicht-Fastentages kann gegessen werden, wie man es gewohnt ist, das heißt konkret, die Uhrzeit ist irrelevant, genauso irrelevant wie das, was Sie zu sich nehmen. Haben Sie jedoch die Absicht, gesund zu leben und vor allem gesund abzunehmen, ist es praktisch unerlässlich, dass Sie sich mit Ihrer Ernährung auseinandersetzen und in Betracht ziehen, sich sportlich zu betätigen, wenn Sie das nicht schon tun. Darauf werde ich allerdings noch in einem späteren Kapitel, in dem ich Ihnen konkrete Tipps an die Hand geben möchte, zurückkommen.

An den Fastentagen der 5:2-Methode sollte auf

jeden Fall ausreichend getrunken werden. Empfehlenswert sind Wasser, ungesüßte Tees, schwarzer Kaffee oder auch fettfreie Gemüsebrühen. Eine einfache Brühe mit Miso kann ebenfalls dann Abhilfe verschaffen, wenn Sie Lust auf etwas Herzhaftes haben. Sie können sich an den Fastentagen an der frischen Luft oder Zuhause bewegen, doch sehr anstrengendes Krafttraining oder Marathonläufe sollten Sie meiden.

Eine zu große Anstrengung könnte Ihren Kreislauf belasten, eine kleine Wanderung im Grünen oder auch nur ein kurzer Spaziergang hingegen reduziert nicht nur Ihren Stresslevel, sondern ist auch noch die ideale Ergänzung zu einem Fastentag, zumal Sie abgelenkt werden und nicht die Gelegenheit bekommen, gar erst ans Essen zu denken. Bei ausreichend Planung lässt sich die Woche mit der 5:2-Methode flexibel gestalten, wodurch diese Variante vor allem für Personen geeignet ist, die an manchen Tagen einfach nicht auf ein ausgiebiges Frühstück am frühen Morgen und auf ein Abendessen oder einen Snack zur späten Stunde verzichten möchten.

10in2

Eins, Null in Zwei. Einen Tag essen, einen Tag fasten. Das macht zwei Tage im Ganzen. Auch bekannt als Alternate Day Fasting, alternierendes Fasten, handelt es sich hierbei, wie der Name schon sagt, um eine Methode, bei der jeden zweiten Tag gefastet wird. An den Tagen, an denen nicht gefastet wird, kann gegessen werden, wonach es beliebt. Wir haben es hier also mit einer eher strengen Form des Intervallfastens zu tun. In der abgeschwächten Variante können an den Fastentagen bis zu 500 Kilokalorien zu sich genommen werden.

Auch das 10in2-Intervallfasten führt schnell zu einer Gewichtsabnahme und lässt Sie von den Vorteilen des Fastens profitieren. Doch man muss dazu sagen, dass es recht wenige Humanstudien hierzu gibt, doch die Ergebnisse bei Versuchen mit Mäusen und anderen Nagetieren sehen vielversprechend aus. Es ist unklar, wie lange diese Methode auf Dauer sinnvoll und sicher durchzuführen ist, außerdem klagen einige, die nach dem 10in2-Modell essen, über Hunger, auch nach längerer Zeit der Gewöhnung, während bei anderem wiederum das Hungergefühl abnimmt.

Man sollte beachten, dass man hier vor allem zu Beginn ganz klar den Rhythmus beibehalten sollte. Es muss nicht großartig viel geplant werden, da Sie sich nur merken müssen, dass Sie jeden zweiten Tag fasten. Ob diese Variante etwas für Sie ist, finden Sie, wie sonst auch, am einfachsten heraus, indem Sie es probieren.

Heilfasten

Zwar keine Form des Intervallfastens, doch trotzdem
sehr nennenswert und zu empfehlen, ist das Heilfasten. Geprägt wurde das Heilfasten vom deutschen Arzt
Otto Hermann Ferdinand Buchinger im 19. Jahrhundert.

Über fünf bis sieben oder sogar bis zu 30 Tage wird
auf feste Nahrung komplett verzichtet und es werden
pro Tag maximal ungefähr 500 Kilokalorien in Form
von verdünnten Gemüse- und Obstsäften zu sich genommen. Eine regelmäßige Darmentleerung und -rei-
nigung ist über diesen Zeitraum essenzieller Bestandteil des Heilfastens, da somit verhindert wird, dass
Giftstoffe, die sich im Darm ablagern, aber nicht voll-
ständig von selbst ausgeschieden werden können, von
der Darmwand nicht erneut resorbiert und in den Organismus zurückgelangen können.

Es ist dringend zu raten, sich für das Heilfasten
eine Auszeit zu nehmen, da die positiven Auswirkungen sonst nicht richtig zum Tragen kommen können.
Es gibt spezielle Einrichtungen, die derartige Kuren in
professioneller Begleitung anbieten, doch auch allein,
beziehungsweise mit einem weiteren oder mehreren
Mitstreitern, lässt sich die Zeit des Heilfastens

bewältigen.

Viele Menschen, die eine derartige Kur hinter sich haben, fühlen sich geradezu beflügelt, geistig klarer und mehr auf sich und das Innere fokussiert. Darüber hinaus hat das Heilfasten, wie der Begriff schon sagt, eine wirklich heilende Wirkung auf den menschlichen Körper. Es kann helfen, vielfältige Krankheiten zu verhindern und zu lindern, indem die Selbstheilung des Organismus in Gang gesetzt wird.

Da es sich hierbei um keine alltagstaugliche Version des Fastens handelt, sollte nicht ungeplant und uninformiert an die Sache herangegangen werden. Heilfasten ist ein recht weites Feld, doch wenn Sie das Thema interessiert, werden Sie im Internet zahlreiche Informationen und Anleitungen definitiv ausfindig machen können. Wir möchten allerdings als Nächstes ergründen, warum besonders das Intervallfasten ein so natürliches und ursprüngliches Ernährungsmodell ist und wieso dieses Verhalten so tief in unserer Genetik bereits verankert ist.

Exkurs in den Ursprung des Fastens

Warum fasten wir eigentlich? Und wieso musste der Mensch das vor tausenden von Jahren zwangsläufig immer wieder? Der zwangsläufige Nahrungsentzug und die Fähigkeit, diesen über längere Zeit auszuhalten, ist ein physiologischer Vorgang, der nicht nur beim Menschen, sondern auch bei verschiedenen Tierarten, wie Zugvögeln, Winterschlaf haltenden Säugetieren oder Pinguinen, dafür sorgen konnte, dass wir bis heute existieren.

Diese Fähigkeit, längere Hungerperioden zu überstehen, ist also eine wichtige Überlebensstrategie und somit tief in unseren Genen verankert. Als der Mensch noch als Jäger und Sammler lebte, hatte er keine andere Wahl, als diese Phasen zu überstehen. So wechselten sich Zeiten des zwanghaften Verzichts auf Nahrung und großer körperlicher Kraftanstrengung mit Ruhephasen ab. Vermutlich rührt auch daher, tiefenpsychologisch und genetisch tief verwurzelt, das Bedürfnis des Menschen, ordentlich zuzugreifen, wenn Nahrung vorhanden ist. Als Jäger und Sammler war dies Teil der Überlebensstrategie, denn wer reichlich gegessen hat, wenn Nahrung vorhanden war, der sicherte sich das Überleben in bevorstehenden Hungerphasen.

Dieses tiefgreifende Empfinden, Nahrung nicht einfach übrig lassen zu können und es zu sich nehmen zu wollen, steckt noch immer im Menschen. Im Kontext unserer westlichen Überflussgesellschaft, die zumindest vor allem in Europa und anderen Industrieländern vorherrscht, ist dieses Bedürfnis, unaufhörlich essen zu wollen, jedoch oft nicht ohne tödliche oder sehr gesundheitsschädliche Folgen. Es leiden immer mehr Menschen an Übergewicht. Viele von ihnen erkranken als Folge dessen an Diabetes mellitus Typ II, anderen Stoffwechselkrankheiten oder Herzkreislauferkrankungen. Das Krebsrisiko steigt, es können Probleme mit dem Verdauungstrakt oder Bewegungsapparat auftreten und vieles mehr. Die Liste ist gefühlt endlos. Glücklicherweise ist auch hier wieder mal das Fasten eine Möglichkeit, diesen Problemen vorzubeugen, Übergewicht gar nicht erst entstehen zu lassen oder dieses abzubauen. Vielleicht motiviert auch Sie es, einen bewussteren Umgang mit Nahrungsmitteln zu erlernen?

Doch mit dem zwangsläufigen Fasten unserer Vorfahren ist es noch nicht getan. Schon der griechische Arzt Hippokrates hat um 460 bis 370 v. Chr. die heilende Wirkung des Fastens beschrieben. Die älteste Fastenanleitung mag wohl aus Indien stammen und ist rund 4000 Jahre alt. Fasten ist also das älteste, ganzheitliche Naturheilverfahren und auch heute noch brandaktuell. Fasten kann religiös, politisch oder spirituell sowie natürlich auch gesundheitlich motiviert sein.

Religiöse Figuren wie Buddha, Jesus oder Mohammed fasteten, um höhere Bewusstseinszustände zu erreichen, da man dem Vorgang des Fastens eine geistklärende und entspannende Wirkung zuschreibt. Das führte nicht zuletzt dazu, dass das Fasten bis heute fester Bestandteil vieler Kulturen und Religionen ist. So fasten beispielsweise gläubige Christen 40 Tage vor dem Osterfest und verzichten in der Zeit zumindest auf Süßigkeiten oder andere Genussmittel. Auch Muslime fasten bekanntermaßen während der Zeit ihres sogenannten Ramadans.

Erst im 19. Und 20. Jahrhundert fingen Ärzte wie Otto Buchinger, Franz Xaver Mayr und Max Bircher-Benner damit an, das Fasten und seine Wirkung zu untersuchen und aus therapeutischer Sicht zu beleuchten. Die Forschung hat seitdem enorm aufgeholt, sodass uns heute zahlreiche positive Auswirkungen auf den menschlichen Körper bekannt sind. Welche das sind, erfahren Sie im nächsten Kapitel.

Intervallfasten als Alleskönner. Was macht der Vorgang mit uns?

Fasten oder speziell das Intervallfasten wird berechtigterweise hoch angepriesen. Es ist eine Methode, ganz ohne Medikamente die Selbstheilungskräfte Ihres Körpers zu aktivieren und ganzheitlich zu einer verbesserten Gesundheit, mehr Wohlbefinden, mehr geistiger Klarheit und physischer Leistungsfähigkeit zu verhelfen. Intervallfasten ist eine

geniale und einfach umsetzbare Art der Gesundheitsvorsorge und -pflege, da Beschwerden und Krankheiten gelindert oder sogar geheilt und verhindert werden
können. Mit Intervallfasten haben Sie also eine wun-
derbare Gesundheitsprophylaxe, die Sie ganz einfach
selbst durchführen und nebenbei problemlos überschüssiges Körperfett abbauen können, wenn das Ihr
Ziel ist.

Noch dazu hält das regelmäßige Fasten Sie vital
und jung, da bestimmte verjüngende Prozesse in Gang
gesetzt werden. Im Umkehrschluss bedeutet auch dies
mehr Wohlbefinden durch eine bessere Gesundheit
und vor allem ein längeres und gesundes Leben.

Wie schon angesprochen, ist das Intervallfasten
eine sehr geeignete Methode, unerwünschtes Körperfett abzubauen. Der alleinige Nahrungsverzicht für
längere Phasen führt bereits dazu, dass etwas mit unserem Stoffwechsel geschieht, was speziell die Fettverbrennung unterstützt und in Schwung bringt.

Eng verknüpft damit ist ebenso das Thema der
Darmgesundheit. Unser Verdauungstrakt wird viel-
fach unterschätzt, ist in Wirklichkeit aber, ähnlich wie
auch das Intervallfasten und die damit einhergehenden
Auswirkungen, ein wahrer Alleskönner. Der Darm
übernimmt viele Funktionen in unserem Körper und

durch regelmäßiges Fasten kann sichergestellt werden, dass er diese auch problemlos erfüllen kann.

Oftmals genauso unterschätzt wird die Wichtigkeit eines guten, erholsamen Schlafs. Wenn auch Sie gelegentlich oder des Öfteren an mehr oder minder schwerwiegenden Schlafproblemen leiden, habe ich eine gute Nachricht für Sie: Vielleicht ahnen Sie es schon, aber auch hier kann das Intervallfasten wieder mal für Abhilfe sorgen. Sie werden besser und ruhiger schlafen und als Folge dessen am Morgen frisch und erholt aufwachen und mit Energie in einen neuen Tag starten können.

Es gibt noch viele weitere positive Nebenwirkungen, die das Intervallfasten mit sich bringt. Im Folgenden möchte ich Ihnen diese im Detail näherbringen, damit Sie die einzelnen Vorgänge nachvollziehen können, um dann motiviert zu sein, sich diese zunutze zu machen!

DIE BESTE GESUNDHEITSPROPHYLAXE

Intervallfasten kann auf ganzheitliche Weise Krankheiten vorbeugen, lindern und heilen und darüber hinaus auch gesunden Menschen helfen, ihre Gesundheit zu optimieren und sich noch besser zu fühlen. In Kombination mit einer guten Ernährung reagieren so gut wie alle Krankheiten auf das Fasten. Da das Intervallfasten eine einfache Alternative zum Langzeitfasten darstellt, kann somit unkompliziert nebenbei für mehr Wohlbefinden gesorgt werden. Es ist die beste Prävention gegen Zivilisationskrankheiten wie Übergewicht, Diabetes mellitus Typ II, Depression, kardiovaskuläre Krankheiten, Bluthochdruck, Krebserkrankungen und vieles mehr.

Mit dem Intervallfasten können Sie einen Großputz in Ihrem Körper durchführen. Man hat festgestellt, dass insbesondere Patienten mit einem metabolischen Syndrom vom Fasten profitieren. Ein metabolisches Syndrom liegt dann vor, wenn mindestens drei der folgenden fünf Kriterien erfüllt sind: Die betroffene Person hat einen erhöhten Bauchumfang, Bluthochdruck, Fett- oder Zuckerstoffwechselstörungen und niedrige Werte „guten" Cholesterins.

Mögliche Reaktionen auf das Fasten bei gesunden Menschen können eine verbesserte Funktion und kognitive Leistungsfähigkeit sowie erhöhte Stressbelastbarkeit des Gehirns sein. Die Muskulatur erfreut sich einer erhöhten Insulinsensitivität, das heißt, die Muskelzellen sprechen besser auf das Hormon Insulin an.

Das Herz hingegen reagiert mit einem niedrigeren Ruhepuls, einem gesenkten Blutdruck und, ähnlich wie das Gehirn, mit erhöhter Stressbelastbarkeit. Im Blutkreislauf kann durch regelmäßiges Fasten darüber hinaus der Insulinspiegel gesenkt werden. Im Gegenzug entstehen mehr Ketonkörper, die dann eine entscheidende Rolle spielen, wenn Fettgewebe abgebaut wird. Das führt allgemein zu weniger Entzündungsprozessen, übrigens auch im Verdauungstrakt. Da die Wissenschaft davon ausgeht, dass so gut wie alle Krankheiten von chronischen Entzündungen ausgehen, ist somit klar, dass der Nahrungsverzicht wahre Wunder bewirken kann, indem er diese Prozesse hemmt.

Durch den geringeren Insulinwert im Blut fehlt dem guten Hormon Somatropin, auch „Human Growth Hormone" (Englisch = menschliches Wachstumshormon), abgekürzt HGH, der Gegenspieler. Es kann somit seine positiven Wirkungen entfalten, den Muskelaufbau und Fettabbau unterstützen, für gesunde Knochen sorgen und Alterungsprozesse hemmen. Körpergewebe können also besser repariert werden und Regenerationsvorgänge schneller in Gang gesetzt werden. Wie Sie sehen, bringt das Intervallfasten schon eine Menge positiver Wirkungen mit sich und das ganz ohne den Gang zum Arzt und ohne

Medikament!

AUTOPHAGIE

Der Begriff Autophagie oder Autophagozytose leitet sich aus dem Altgriechischen ab und bedeutet so viel wie „sich selbst verzehrend". Diese Bezeichnung ist so treffend, weil beim Verzicht auf Nahrung für längere Zeit eine Art Selbstverdauung eintritt. Abfallstoffe, unbrauchbare und falsch aufgefaltete Eiweiße und Organellen aus den Zellen und Zwischenzellräumen werden wiederverwertet und wie bei einem Recyclingsystem für den Aufbau neuer, brauchbarer Stoffe verwendet.

Zellorganellen verhalten sich zur Zelle wie einzelne Organe zum gesamten menschlichen Organismus: Sie erfüllen unterschiedliche Aufgaben und sorgen so für einen reibungslosen Ablauf natürlicher Prozesse. Doch wie auch der Mensch selbst altern Zellorganellen und werden somit zur Belastung für die einzelne Zelle. Die Autophagie ist ein Vorgang, mit diesem Zellmüll wieder aufzuräumen und für Ordnung zu sorgen, damit die Zellen weiterhin ihrer Funktion nachgehen können.

Ab wie vielen Stunden genau die Autophagie

eintritt, lässt sich leider kaum sagen. Die Wissenschaft ist noch dabei, diesen Vorgang und seine Rolle in unserem Körper genau zu verstehen. Klar ist jedoch, dass eine gestörte Autophagie vermutlich dann vorliegt, wenn ein Mensch erkrankt. Im Umkehrschluss hilft es also unserer Gesundheit, dieser Selbstverdauung, diesem Überlebensmechanismus der Zelle, etwas nachzuhelfen.

Auch die Autophagie ist Teil der Gesundheitsvorsorge, die mit dem Intervallfasten einhergeht. Denn es ist bekannt, dass Autophagie auch auf das Gehirn einwirkt und somit das Risiko auf neurodegenerative Krankheiten wie Alzheimer und andere Demenzerkrankungen, Parkinson oder Chorea Huntington reduziert. Bei den Erkrankten sammeln sich unnütze Eiweiße im Gehirn an, was unter ande–rem auf eine gestörte Autophagie zurückzuführen sein wird. Die Forschung ist noch dabei, den Zusammenhang zwischen Autophagie und neurodegenerativen Erkrankungen genau zu durchleuchten und eine entsprechende Arznei zu entwickeln.

Zwischen Krebserkrankungen und dem Selbstverdauungsprozess scheint es ebenso Zusammenhänge zu geben, da bei der Autophagie Zellen vor krankhaften Veränderungen bewahrt werden. Krebs hingegen entsteht dann, wenn Zellen sich auf krankhafte Weise verändern und vermehren, wodurch das Fasten somit dieses Risiko mindern kann.

Die Zusammenhänge scheinen jedoch zu komplex zu sein, als dass sich klare Aussagen darüber treffen lassen, dass die Autophagie allein das Krebsrisiko senke. Es wird vielmehr die Summe aller gesundheitlichen Vorteile des Fastens sein, die hier eine entscheidende Auswirkung auf derartige Risiken hat.

FETTVERBRENNUNG UND GEWICHTSREDUKTION

Besser erforscht und auch empirisch erwiesen ist im Gegenzug der verbesserte Abbau von Fettgewebe und eine damit einhergehende Gewichtsreduktion. Das Intervallfasten wird oftmals als Alternative zu Diäten oder Ernährungsumstellungen geboten, um ein gesundes Gewicht zu erreichen, doch es ist wichtig zu erfahren, was das Fasten neben einem verminderten Gewicht noch mit sich bringen kann. Schließlich sind der Aufbau Ihres Körpers sowie der Fettanteil nicht nur maßgeblicher Faktor für Ihr persönliches Wohlbefinden, wenn Sie sich im Spiegel ansehen, sondern auch ein erheblicher Faktor für eine ganzheitliche

Gesundheit, die über das ästhetische Empfinden hinausgeht. Wie Intervallfasten Ihre Fettverbrennung so richtig ankurbelt, möchte ich Ihnen im Folgenden zeigen.

Ein Grund, weshalb Intervallfasten Sie bei der Reduktion von Körperfett unterstützen kann, sind die sogenannten Ketone. Dabei handelt es sich um Fettsäuremoleküle, die dann entstehen, wenn Fett abgebaut wird. Nach etwa zwölf Stunden des Nahrungsverzichts beginnt eine Umstellung des Stoffwechsels auf eben jenen Fettabbau. Üblicherweise ziehen wir unsere Energie aus Kohlenhydraten, davon speziell aus Glukose. Dieser Vorgang verbraucht jedoch viel Sauerstoff, was eine große Menge an freien Sauerstoffradikalen mit sich zieht. Freie Radikale sind in Bezug auf unsere Gesundheit ein komplexes Thema. Womöglich sind Sie schon einmal auf das Thema gestoßen und wissen daher, wie schädlich freie Radikale im Übermaß sein können, da sie Zellen und sogar das Erbgut schädigen. Oft wird dazu geraten, auf eine ausreichende Zufuhr von Antioxidantien, wie sie natürlicherweise zum Beispiel in frischen Beeren vorkommen, zu achten, doch damit ist es noch nicht ganz getan, da die Aufnahme antioxidativer Stoffe über die Nahrung oft nicht ausreicht.

Auch hier habe ich wieder eine gute Nachricht für

Sie: Durch die Umstellung des Stoffwechsels auf Fettverbrennung durch Ketonkörper werden auch weniger schädliche Radikale frei und somit verringert sich der oxidative Stress. Freie Radikale, also hochreaktive Sauerstoffverbindungen, sind bestrebt, anderen Molekülen oder Atomen Elektronen zu entreißen, was eine Kettenreaktion in Gang setzen kann. Kurz gesagt, die Folgen sind eine schnellere Alterung und damit auch eine geringere Lebenserwartung.

Kommen wir zurück auf die Ketonkörper. Sie waren schon immer eine Notfalleinrichtung des Körpers, um in stressigen Zeiten wie Hungersnöten für ausreichend verfügbare Energie zu sorgen. Sie versorgen in solchen Situationen unser Gehirn, das Herz und alle weiteren Organsysteme. Ketone machen uns leistungsstärker, erhöhen unsere Denkleistung, aktivieren Nervenzellen und können sogar aus Hirnstammzellen neue Hirnzellen entstehen lassen. Noch dazu bilden sie das stimmungshebende Hormon Serotonin, was erklärt, wieso sich Teilnehmer einer Heilfastenkur am Ende des Fastens oftmals so beflügelt fühlen.

Nichtsdestotrotz sind Kohlenhydrate als Energielieferanten für unseren Organismus unverzichtbar. Eine reine Energiegewinnung aus Ketonen ist nicht nachhaltig gesund, da viele Menschen beim Verzicht auf Kohlenhydrate vermehrt zu tierischen Produkten greifen, die eine Übersäuerung des Körpers begünstigen. Eine Übersäuerung sollten Sie deshalb vermeiden, weil der Körper in dem Fall vermehrt auf Calcium aus den Knochen zurückgreift, was wiederum zu Osteoporose führen kann. Das Bindegewebe verliert seine Fähigkeit, Wasser ausreichend zu binden, was es weniger belastbar macht, Gelenke können geschädigt werden, was wiederum zu Schmerzen und einer erhöhten Verletzungsgefahr führt. Sollte es bereits zu einer Übersäuerung gekommen sein, lässt sich diese durchaus wieder umkehren, indem man sich sportlich betätigt und sich basisch, also insbesondere pflanzenbasiert, ernährt.

Ein Molekül mit kompliziertem Namen

Warum Intervallfasten so gut zum Fettabbau geeignet ist, hängt zudem mit unserem Schlaf und einem biologischen Molekül zusammen, das einen sehr langen und komplizierten Namen trägt. Die Rede ist von Nicotinamidadenindinukleotidphosphat, abgekürzt NADPH.

Dieses Molekül hält einen Speicher an Elektronen bereit und lässt sich auch als Batterie der Zelle bezeichnen, nicht wie sonst angenommen die Mitochondrien. NADPH ist deshalb so wichtig, weil es die Antioxidantien in unserem Körper mit Elektronen versorgt. Aus dem Grund sind Antioxidantien allein auch nicht besonders hilfreich gegen freie Radikale. Das NADPH hilft also, Zell- und Erbgutschäden zu verhindern. Doch wie hängt das nun mit dem Intervallfasten zusammen?

Ausschlaggebend ist hier allen voran, wann vor dem Zubettgehen das letzte Mal eine Mahlzeit zu sich genommen wird. Da beim Intervallfasten zwischen der letzten Nahrungsaufnahme und dem Schlaf normalerweise eine gewisse Zeitspanne von einigen Stunden liegt, wendet der Körper weniger Enzyme auf, die NADPH verbrauchen, während sie die Energie aus der Nahrung zu Fett umwandeln würden. Indem Sie nicht mehr vor dem Schlafengehen essen, geben Sie sich die Gelegenheit, die Kalorien aus der letzten Mahlzeit als Energie zu verbrennen und nicht als Fett einzuspeichern.

Vermutlich haben Sie schon einmal gehört, dass es nicht gut ist, spät am Abend noch etwas zu essen und dies für einen Mythos gehalten – oder aber Sie haben sich daran gehalten, was umso besser ist. Jedenfalls ist es aus oben genanntem Grund empfehlenswert, mindestens drei bis vier Stunden vor dem Schlafen nichts mehr zu sich zu nehmen. Sie werden feststellen, dass dies auch Ihren Schlaf maßgeblich verbessert, womit

wir auch schon zu unserem nächsten Vorteil des Alles-
könners namens Intervallfasten kommen.

VERBESSERTER SCHLAF

Wenn Sie während des Intervallfastens Ihre letzte
Mahlzeit in ausreichend zeitlichem Abstand vor dem
Zubettgehen zu sich nehmen, werden Sie nie wieder
von einem unangenehm überfüllten Magen von einem
erholsamen Schlaf abgehalten werden.

Eine schwer verdauliche Mahlzeit am späten
Abend verhindert nämlich, dass Tiefschlafphasen
wirklich erreicht werden können. In genau diesen Phasen finden jedoch zahlreiche Regenerationsvorgänge
in uns statt, das Immunsystem wird in der Zeit ge-
stärkt, die Muskulatur entspannt und der Blutdruck gesenkt. Das Hormon Somatropin habe ich Ihnen bereits
kurz vorgestellt. Es wirkt vor allem im Schlaf und kann
durch den geringeren Insulinwert in Ihrem Blut, der
durch das Fasten zustande kommt, seine volle Wirkung
entfalten. Somatropin ist für ein gesundes Wachstum
bei Kindern zuständig, repariert bei Erwachsenen be-
schädigte Zellen und feuert die Bildung neuer Zellen
an.

Der Tiefschlaf ist zudem wichtig für unsere

mentale Gesundheit und auch dafür verantwortlich, neues Wissen oder Fähigkeiten, die über den Tag gelernt wurden, einzuprägen. In dieser überaus wichtigen Schlafphase wird also garantiert, dass sich der Körper erholen kann. Ist dies durch einen schweren Magen nicht möglich und wird viel Energie für die Verdauung der Nahrung über Nacht benötigt, ist es kein Wunder, dass wir uns am nächsten Morgen wie gerädert und nicht fit und erholt fühlen. Tun Sie sich deshalb einen Gefallen und lassen Ihren Verdauungstrakt die Arbeit des Verwertens lieber am Tag ausführen.

VERBESSERTE DARMGESUNDHEIT

Wie bereits kurz angerissen, profitiert auch Ihr Darm vom regelmäßigen Verzicht auf Nahrung. Die Ruhe, die Sie Ihrem Verdauungsapparat damit gönnen, ist wichtig, um ihn nicht auf Dauer zu überlasten.

Außerdem werden Sie durch die damit eingesparte Energie mehr davon für andere Tätigkeiten haben, was sich vor allem bei sportlicher Betätigung bemerkbar macht.

Aber kommen wir zunächst auf den Darm an sich zu sprechen. Er produziert mehr als 40 psychoaktive Stoffe und steuert unsere Gefühle somit maßgeblich.

Der Darm besitzt mindestens genauso viele Nervenzellen wie das Gehirn und wird deshalb auch oft als zweites oder sogar erstes Gehirn bezeichnet. Dieses überaus vielfältige und einflussreiche System ist der Sitz eines wichtigen Komplexes, den wir „Darmflora", mittlerweile allerdings immer häufiger „Mikrobiom" nennen. Das Mikrobiom bezeichnet die Summe aller in unserem Darm befindlichen Bakterien. In der Anzahl sind das zehnmal so viele wie unsere Körperzellen und sie können bis zu zwei Kilogramm an Gewicht ausmachen. Vielleicht werden Sie erstaunt sein, doch diese Vielfalt ist unheimlich wichtig für eine gute Gesundheit. Je vielfältiger die Bakterienarten in unserem Darm, desto besser geht es uns.

Dieses Mikrobiom profitiert vom Fasten genauso wie der gesamte Organismus. Die guten Darmbakterien werden unterstützt, was wiederum gut für das ganze System ist. Tatsächlich sind es zu einem großen Teil diese vielen Bakterien, die unsere Stimmung und sogar unser Verlangen nach bestimmter Nahrung massiv beeinflussen. Wer viel industriellen Zucker durch die Nahrung aufnimmt, heizt im Darm die Verbreitung von Bakterien an, die eben genau auf Zucker reagieren und immer mehr davon wollen.

Es klingt nach einem teuflischen Kreislauf, wenn

es die Bakterien sind, die unser Verlangen nach diesem ungesunden Essen überhaupt entstehen lassen und schließlich noch mehr dieser Bakterien entstehen, wenn wir bei Heißhunger auf Süßes einknicken. Indem man die Vermehrung guter, gesundheitserhaltender Bakterien begünstigt, nimmt das Bedürfnis nach schlechter Ernährung automatisch ab. Man könnte demnach sagen, das Intervallfasten ist eine Art Probiotikum, das wir allerdings nicht über Nahrung zu uns nehmen, sondern im Gegenteil erst durch den Verzicht auf Nahrung auf das Mikrobiom wie gutes Futter wirkt.

VERABSCHIEDEN SIE SICH VON DIÄTEN

Vielleicht sind Sie interessiert am Intervallfasten, weil Sie schon diverse Diäten hinter sich haben und keine davon zu wirklich zufriedenstellenden Ergebnissen geführt hat. Oftmals tritt dann auch noch der Jo-Jo-Effekt ein, man setzt das kurz zuvor verlorene Gewicht sofort wieder an und ist verständlicherweise frustriert.

Die schöne Sache am Intervallfasten ist, dass Sie sich nie wieder mit kurzzeitigen Diäten, die sowieso wenig zielführend sind, quälen müssen. Ich bin überzeugt, dass regelmäßiges Fasten für mindestens 16 Stunden reine Gewohnheitssache ist und Sie wahrscheinlich nicht zu Ihrer vorherigen Essensweise zurückkehren möchten, wenn Sie es einmal ausprobiert haben.

Diäten sehen üblicherweise eine sehr reduzierte Energiemenge für den Tag vor, was einen häufig unzufrieden und hungrig zu Bett gehen lässt. Doch nicht nur schlechte Laune kann die Folge sein, denn was außerdem passiert, ist, dass Ihr Körper sich in einen Notbetrieb versetzt. Der Körper steht unter enormem Stress, da er die geringere Kalorienzufuhr als Hungern wahrnimmt. Über eine längere Zeit führt das nicht zu der gewünschten Fettverbrennung, sondern eher zum Gegenteil. Beim Intervallfasten ist es so, dass der Körper nicht in diesen enormen Stress gerät, wenn er trotzdem regelmäßig in den Intervallen, in denen gerade nicht gefastet wird, mit ausreichend Energie versorgt wird.

AUCH DER GEIST PROFITIERT

Wie schon erwähnt, wird davon ausgegangen, dass Intervallfasten das Risiko auf neurodegenerative Krankheiten wie Alzheimer, andere Demenzerkrankungen oder Parkinson mindern kann. Möglicherweise kann es dadurch sogar zu einer langsameren Hirnalterung kommen.

Die vermehrt aufkommenden Ketonkörper, die beim Fettabbau entstehen, setzen das Glückshormon Serotonin frei, was Ihre Stimmung heben wird. Intervallfasten führt dementsprechend nicht nur auf physischer, sondern auch auf psychischer Ebene zu mehr Zufriedenheit mit sich selbst.

Wenn Sie es normalerweise gewohnt sind, vielleicht hier und da zu einer Kleinigkeit zum Essen oder zu einem süßen Snack zu greifen, wird dabei Ihr Belohnungssystem angesprochen. Der Verzicht darauf, wenn Sie womöglich Heißhunger verspüren, fällt dann oftmals schwer. Jedoch können Sie hierdurch Ihr Belohnungssystem sowie auch Ihren Geschmackssinn sensibilisieren und weniger abhängig davon werden, Ihren Gelüsten nach Essen nachzugeben, um Ihre Stimmung zu heben.

Oft essen wir einfach aus Langeweile und verlieren am Ende des Tages völlig den Überblick darüber, was wir überhaupt schon zu uns genommen haben. Der bewusste Umgang mit Nahrung kann Sie mehr Achtsamkeit lehren, wenn Sie versuchen, auf Ihre eigenen Bedürfnisse zu hören und zu reflektieren, ob es immer so sinnvoll ist, diesen auch nachzugehen.

Der ständige Griff zum Essen verleiht uns einen kurzfristigen Dopaminrausch, der es uns für einen Moment gut gehen lässt. Es verhält sich ähnlich wie mit der Tatsache, dass heute viele Menschen ein ungesundes Verhältnis zu sozialen Medien und der Technik im Allgemeinen pflegen. Diese Dinge befriedigen uns für einen kurzen Moment, doch letzten Endes sind wir dadurch nicht zufriedener, denn das Glücksgefühl verschwindet augenblicklich. Intervallfasten kann Ihnen helfen, mehr zu sich selbst zu finden, sich zu fragen, was Ihnen in dem Moment, außer Essen, noch guttun würde. Außerdem kann die hinzugewonnene geistige Klarheit Ihnen dazu verhelfen, Ihre durch das Fasten hinzugewonnene freie Zeit anderweitig sinnvoll und produktiv zu nutzen. Eine Win-win-Situation!

Intervallfasten für Frauen

Intervallfasten für Frauen und Männer ist nicht gleich. Da der Hormonhaushalt von Frauen durch das Fasten als Nebenwirkung in Mitleidenschaft gezogen werden könnte, sollten Sie einige Punkte beachten.

Jeder Körper reagiert auf den Nahrungsverzicht anders. Bei einigen Frauen kann es passieren, dass die Hormone in ein Ungleichgewicht geraten, wenn Östrogen und Progesteron in geringeren Mengen produziert werden, während Stresshormone wie Adrenalin und Cortisol die Überhand nehmen. Dieses

Ungleichgewicht könnte potenziell Ihren Menstruationszyklus durcheinanderbringen und Ihre Fruchtbarkeit mindern, da der Körper sich unter Stress nicht mehr in der Lage sieht, ein weiteres Lebewesen heranzuziehen. Sollten Sie Auffällig- und Unregelmäßigkeiten in Ihrem Zyklus bemerken, ist das womöglich ein Zeichen, dass das Intervallfasten Ihnen nicht allzu gut bekommt. Wichtig ist auf jeden Fall, diese Symptome nicht zu ignorieren, da das langfristig gesehen den Nutzen, den Sie aus dem Intervallfasten ziehen können, zunichtemacht.

Aus dem Grund sollte bei der 5:2-Methode, bei der an zwei Tagen in der Woche gefastet wird, beachtet werden, dass diese Tage nicht direkt aufeinanderfolgen, da das Ihren Organismus überlasten könnte. Verzichten Sie während des Fastens außerdem auf anstrengendes Krafttraining und ziehen Sie lieber in Erwägung, Sport wie Yoga oder leichtes Ausdauertraining zu betreiben. Des Weiteren sollte während der Periode nicht gefastet werden und achten Sie stets darauf, ausreichend Flüssigkeit aufzunehmen.

Für wen ist Fasten nicht geeignet?

Aus den Informationen aus dem vorangegangenen Abschnitt leitet sich ab, dass Frauen, die schwanger sind, stillen oder versuchen, schwanger zu werden, nicht fasten sollten.

Da sich Jugendliche in der Pubertät ebenso wie ein Kind noch in der Entwicklung befinden, sollten auch sie nicht fasten. Da die Hormone in dieser Lebensphase sowieso schon einmal durcheinandergeraten können, würde ein Intervallfasten für noch mehr Chaos und daraus resultierenden, gesundheitlichen Probleme sorgen. Bei Übergewicht gibt es in diesem Fall andere, sinnvollere Alternativen zur Gewichtsabnahme.

Ferner ist Intervallfasten nicht geeignet für Personen, die an einer Essstörung leiden. Diese sollte mit professioneller Hilfe behandelt werden. In jedem Fall ist ärztliche Beratung sinnvoll, sollten Sie Bedenken hinsichtlich Ihrer Beziehung zum Thema Essen und Ernährung haben.

Grundsätzlich sollten Sie Intervallfasten nicht in Erwägung ziehen, sollten Sie Schlafprobleme, die nicht von einem überfüllten Magen ausgehen, haben. Bei starken Unregelmäßigkeiten oder gar Ausbleiben der Periode bereits von dem Fasten, sollte selbstverständlich auch nicht damit begonnen werden, da das die derzeitige Situation verschlimmern würde. Auch bei einem niedrigen Blutdruck, Diabetes, Blutzuckerproblemen, Nebennierenschwächen oder Problemen im Zusammenhang mit Cortisol ist vom Intervallfasten eher abzuraten, ebenso dann, sollten Sie untergewichtig sein oder eine Schilddrüsenunterfunktion haben.

Wie fange ich an?

Ich habe Ihnen im vorangegangenen Teil die Theorie hinter dem Intervallfasten erläutert, was grob dahintersteckt, welche Methoden und Vorzüge es gibt, was Frauen speziell beachten sollten und in welchem Fall Sie nicht fasten sollten. Doch wie können Sie konkret beginnen?

In den folgenden Kapiteln möchte ich Ihnen einige Tipps an die Hand geben, mit deren Hilfe Sie sich der Umsetzung schrittweise nähern können.

WAS SIND MEINE ZIELE UND MOTIVATIONEN?

Wieso möchten Sie fasten? Ich habe Ihnen einige Gründe aufgezählt, die dafürsprechen. Vielleicht möchten Sie bloß etwas an Gewicht abnehmen, fühlen sich jedoch auch von einigen anderen Argumenten überzeugt. Falls Sie denken, dass das Intervallfasten Ihnen aufgrund Ihrer sonstigen Gewohnheiten schwerfallen könnte, sollten Sie sich unbedingt überlegen, warum Sie das alles überhaupt machen möchten.

Möchten Sie Gewicht verlieren, überlegen Sie sich genau, was die eigentliche Motivation dahinter ist. Möchten Sie sich einfach wohler in Ihrem eigenen Körper fühlen? Möchten Sie wieder in diese Jeans passen, die Ihnen mit der Zeit leider zu eng geworden ist? Wollen Sie abnehmen, um Ihrer Gesundheit etwas Gutes zu tun und um länger und gesünder zu leben?

Vielleicht sind Sie mit Ihrem Gewicht auch zufrieden und sind anderweitig motiviert. Möglicherweise haben Sie mal vom Intervallfasten gehört und sich gefragt, inwieweit Sie davon profitieren könnten. Sind sie grundsätzlich gesund und möchten noch etwas zufriedener sein? Sind Sie neugierig und wollen einfach schauen, was das Intervallfasten mit Ihnen macht?

Oder haben Sie gesundheitliche Beschwerden und versuchen, sich per Intervallfasten an das Thema heranzutasten? Prinzipiell sollten Sie in dem Fall selbstverständlich immer ärztlichen Rat aufsuchen und klären, ob Fasten für Sie sinnvoll wäre. Doch es wird nicht umsonst als ganzheitliches Heilmittel bei vielen Krankheiten und Beschwerden eingesetzt.

Fühlen Sie sich vielleicht antriebslos oder mental nicht in Höchstform? Auch in diesem Fall kann dies eine Motivation sein, diesen Zustand verbessern zu wollen.

Was es auch letztendlich ist, was Sie momentan bewegt, überlegen Sie sich in aller Ruhe, wieso Sie etwas ändern möchten. Schreiben Sie Ihre Ziele und Motivationen ruhig auf einen Zettel auf und hängen Sie ihn dorthin, wo Sie ihn sehen, sollten Sie mal einen schwachen Moment haben. Es ist sehr wichtig, sich Ihrer eigentlichen Motivation im Klaren zu sein, um am Ball zu bleiben und nicht aufgeben zu wollen. Sie schaffen sich damit eine mentale Stütze, eine gute Basis und wissen jeden Tag, dass das, was Sie tun, Ihnen guttut, wenn Sie es denn auch richtig tun.

WELCHE METHODE PASST ZU MIR?

Um mit dem Intervallfasten beginnen zu können, sollten Sie, nachdem Sie sich überlegt haben, was Ihre Motivation ist, darüber nachdenken, welche Variante am besten zu Ihnen ganz individuell passt.

Sie haben grundsätzlich zwei Möglichkeiten: Entweder entscheiden Sie sich dazu, täglich für begrenzte Zeit zu fasten, oder an einigen Tagen in der Woche für den jeweils ganzen Tag. Falls Sie berufstätig sind und einen recht unflexiblen Wochenablauf haben, also täglich unter der Woche zu denselben Zeiten beruflich eingespannt sind, ist das ein Faktor, den Sie bedenken sollten. Würde es Ihnen schwerfallen, während der Mittagspause nichts zu essen, während Sie Ihren Kollegen zusehen müssen, wie sie sich ihr Essen genüsslich einverleiben? Vielleicht wäre es in diesem Fall angebracht, täglich so zu fasten, dass Sie während Ihrer Pause auf nichts verzichten müssen, dafür aber ein frühes Frühstück und ein spätes Abendessen auslassen.

Sollten Sie berufstätig sein und im Schichtdienst arbeiten, stellt das ohnehin eine Belastung für Ihren natürlichen Rhythmus dar. Hier liegt es in Ihrem eigenen Ermessen, einzuschätzen, was für Sie am besten funktioniert. Falls Sie trotz des Berufs eine regelmäßige Schlafroutine einhalten können, sollte es kein Problem sein, ebenfalls eine regelmäßige Essensroutine zu bewahren.

Für den Fall, dass Sie freiberuflich oder selbstständig arbeiten, haben Sie möglicherweise mehr Flexibilität in Ihrer Wochenplanung. Diese lässt Ihnen mehr Freiraum in Bezug auf andere Dinge. Überlegen Sie, womit Sie am besten zurechtkommen würden.

Sollten Sie täglich aus beruflichen Gründen körperlich sehr aktiv sein und schwere Arbeiten verrichten müssen, wäre es allerdings ratsam, täglich Nahrung in einem bestimmten Zeitrahmen zu sich zu nehmen, statt zwei Tage wöchentlich gar nichts zu essen.

Denn wie schon erwähnt, verträgt sich große Kraftanstrengung nicht mit dem Fasten. Damit tun Sie sich in dem Moment keinen Gefallen und Sie werden sich dadurch nicht besser fühlen.

Falls Sie beruflich nicht tätig sind, fallen die Überlegungen in diesem Zusammenhang selbstverständlich weg.

Eventuell müssen Sie sich dann über andere Dinge Gedanken machen. Haben Sie eine Familie? Essen Sie zusammen zu geregelten Uhrzeiten oder wohnen Sie zusammen mit einem Partner oder in einer

Wohngemeinschaft, in der regelmäßig gemeinsam gekocht und gegessen wird? Inwiefern lässt sich das Intervallfasten unter diesen Umständen damit vereinen?

Leider gibt es hier keine klaren Anweisungen oder Ratschläge, die ich Ihnen mitgeben kann, da jeder Ernährungsplan und jede Zeiteinteilung so individuell wie jeder Mensch selbst sind. Analysieren Sie vielleicht einmal kurz die Faktoren, die mit Ihrem Fasten interferieren könnten. Welche sind problematisch, für welche gibt es eine einfache Lösung?

Gehen Sie gern und oft abends auswärts essen? Oder werden Sie oft spontan eingeladen? Treiben Sie regelmäßig beziehungsweise täglich Sport? Auch das sind Faktoren, die eine Rolle spielen. Egal, wie Ihr Alltag letztlich aussieht, kann es durchaus sinnvoll sein, verschiedene Methoden auszuprobieren, bevor Sie sich festlegen. Hier gilt – Probieren geht über Studieren!

KLEINE SCHRITTE FÜR DEN ANFANG

Sich täglich für mehrere Stunden einen Zeitrahmen des Fastens festzulegen, ist ein guter Einstieg, da Sie den Rahmen mit der Zeit langsam ausweiten können, falls Sie sich zu Beginn noch keine 16 Stunden zutrauen. Sollten Sie es gewohnt sein, vom Aufstehen bis zum Zubettgehen zu essen, wäre ein guter Einstieg die Nahrungsaufnahme für den Anfang auf zwölf Stunden zu beschränken.

Sobald Sie sich damit sicher fühlen, weiten Sie diesen Zeitrahmen langsam aus. Lassen Sie sich dabei ruhig Zeit. Eine lange Fastenzeit wird sicher erst einmal den größten bemerkbaren Erfolg zu Beginn herbeiführen, doch es ergibt keinen Sinn, mit einer Fastenzeit von 18 oder 20 Stunden anzufangen, wenn Sie das Intervallfasten kurz darauf abbrechen müssen. Beim Intervallfasten geht es schließlich auch darum, seine Ziele nicht nur zu erreichen, sondern auch langfristig dort zu bleiben und nicht in alte Muster zurückzufallen. Wenn Sie sich langsam gewöhnen, ist der nachhaltige Erfolg am nächsten.

Fernab von diesem Ratschlag möchte ich Ihnen dennoch den Tipp geben, auf jeden Fall darauf zu achten, mindestens drei bis vier Stunden vor dem Schlafen nichts mehr zu essen. Das ist wichtig für eine stabile Gesundheit, einen guten Schlaf und nützlich für den Fettabbau, wie ich in einem vorherigen Kapitel erklärt habe.

FÜHREN SIE EIN ERNÄHRUNGSTAGEBUCH

Auch unabhängig vom Intervallfasten kann ich Ihnen nur dazu raten, ein Ernährungstagebuch zu führen. Damit können Sie zum einen herausfinden, zu welchen Uhrzeiten Sie was essen und auf dieser Basis leichter Entscheidungen treffen, die das Fasten betreffen.

Ein Ernährungstagebuch hilft Ihnen jedenfalls, Ihr bisheriges Essverhalten genauer analysieren zu können. Falls Sie außerdem Ihre Ernährung zum Positiven umstellen wollen, können Sie auf diese Weise sehen, wo die Probleme liegen, was vielleicht schon in Ordnung ist und wo Änderungsbedarf besteht. Es kann sich zudem lohnen, aufzuschreiben, wie Sie sich nach dem Essen fühlen. Bereitet Ihnen eine bestimmte Speise Unwohlsein? Oder liegt es womöglich nur an der falschen Uhrzeit? Oder an zu spätem Essen? Was wir vor einiger Zeit gegessen haben, gerät uns schnell einmal aus dem Gedächtnis. Mit einem Ernährungstagebuch können Sie gegebenenfalls Übeltäter zurückverfolgen und somit Ihre Ernährung optimieren.

Um diesen Tipp sofort umzusetzen, eignet sich ein leeres Notizbuch oder ein einfacher Kalender, in dem Sie ausreichend Platz haben, sich kurz aufzuschreiben, was genau Sie zu etwa welcher Uhrzeit zu sich genommen haben. Am Ende des Tages oder am Ende der Woche können Sie sich diese Notizen noch einmal ansehen und reflektieren. Wie haben Sie sich gefühlt? Im konkreten Bezug zum Fasten sollten Sie sich fragen, ob Sie jemals unangenehmen Hunger verspürt haben oder sich kraftlos fühlten.

Eventuell sollten Sie mit Ihrem Zeitrahmen der Nahrungsaufnahme etwas spielen und ihn dokumentieren. So verlieren Sie niemals den Überblick. Wenn Sie zwischenzeitlich merken, dass Sie Fortschritte in Richtung Ihres Ziels gemacht haben, notieren Sie sich diese ruhig dazu. Das motiviert, weiterzumachen.

Das Ernährungstagebuch kann genutzt werden, um alles mit Ihren Zielen Zusammenhängende festzuhalten. Nehmen Sie sich vor, mehr Sport zu treiben? Schreiben Sie auch das auf, wenn Sie sich überwinden konnten. Das hilft Ihnen, eine Regelmäßigkeit beizubehalten und macht Ihnen zudem die Planung etwas leichter.

Neben einem Ernährungsplan kann es hilfreich sein, sich einen Wochenplan zu erstellen, mit Gerichten, die Sie zubereiten, oder Sporteinheiten, die Sie unbedingt einhalten möchten. Sie werden merken, dass ein klein wenig Organisation hier vieles erleichtert.

PLANUNG IST ALLES

Besonders dann, wenn Sie einer der Menschen sind, die einen recht straffen Tagesplan haben, in dem alles klar durchgetaktet ist, wissen Sie vielleicht, wie gut Planung und Organisation sein kann.

Ich habe bereits angesprochen, dass ein Ernährungstagebuch, aber auch ein Ernährungsplan pro Woche vieles erleichtern kann. Eventuell müssen Sie ein paar neue Rezepte ausprobieren oder einfach für sich herausfinden, was Sie gern essen, gut vertragen und Ihnen guttut. Das kann etwas Zeit in Anspruch nehmen. Die vorherige Planung kann Ihnen dabei helfen, andererseits wiederum fällt die Planung mit der Routine und Gewohnheit auch leichter.

Vielleicht wird das Intervallfasten Sie erst einmal davon abhalten, spontan sein zu können. Jemand möchte mit Ihnen spontan auswärts essen gehen, aber Ihr Essensintervall endet schon am späten Nachmittag oder Sie haben sogar geplant, den ganzen Tag zu fasten? In solchen Momenten ist entweder Ihre eigene Flexibilität oder die Ihrer Umgebung gefragt. Denn solchen Treffen zuzusagen und dann doch nur ein Glas Wasser oder einen Tee zu trinken, macht das Fasten auf Dauer nicht angenehmer.

Wenn Sie planen, das Intervallfasten wirklich nachhaltig als Ernährungsweise beizubehalten, sollten Sie nicht zu streng mit sich sein. Selbstverständlich sollten Sie sich auch nicht selbst belügen und nicht trotzdem etwas naschen, wenn Sie das eigentlich nicht sollten. Aber wenn Sie beispielsweise mal auf eine Feier, die bis spät abends geht, eingeladen sind, sollten Sie sich hier auch ganz bewusst machen, dass es in Ordnung ist, sich mal nicht an sein Fastenintervall zu halten. Wenn Sie das Gefühl haben, sich zu besonderen Gelegenheiten diese Freiheit erlauben zu müssen, dann sollten Sie das auf alle Fälle tun! Merken Sie sich, dass Sie für sich fasten und nicht für wen anders. Es ist wichtig, dass es IHNEN dabei gut geht.

Neben Ernährungsplänen kann also allgemein eine grobe Wochenplanung hilfreich sein. Sie sind an einem bestimmten Tag auf einen Kaffee und Kuchen bei einer Freundin verabredet? Oder auf eine aktive Wanderung, die den halben Tag andauert? Das sind ungünstige Tage, um an ihnen ganztägig zu fasten. Setzen Sie sich andernfalls das Fastenintervall so, dass Sie nicht das Gefühl haben werden, auf etwas verzichten zu müssen. Es geht schließlich um die Freude und das Wohlbefinden bei der Sache.

DIE RICHTIGE ERNÄHRUNG

Sie werden vielleicht schon auf Artikel oder Ratgeber gestoßen sein, die behaupten, Sie könnten gesund an Gewicht abnehmen, indem Sie Intervallfasten betreiben, ohne Ihre Ernährung umstellen zu müssen. So mag es stimmen, dass Sie anfangs schnell an Gewicht verlieren werden, doch es ist nicht gerade gesund, wenn Sie sich während Ihrer Essenszeiten dennoch mit Pizza, Burgern, anderem Fast Food, stark verarbeiteten Lebensmitteln oder Süßigkeiten vollstopfen.

Damit würden Sie alle gesundheitlichen Vorzüge des Fastens zunichtemachen. Sie müssen sich nicht täglich zwingend ausschließlich von Rohkost ernähren, um sagen zu können, dass Ihre Ernährung gesund ist. Sie sollte ausgewogen sein, viel Pflanzliches, allen voran Gemüse und etwas Obst beinhalten und Ihnen die Nährstoffe liefern, die Sie benötigen. Mal eine Fertigpizza, Chips oder andere verarbeitete Lebensmittel sind noch lange kein Weltuntergang, wenn Sie so etwas bewusst zu sich nehmen und sich abseits davon gut ernähren.

Es gibt unzählige Bücher, Ratgeber, Videos im Internet, Artikel, Blogeinträge und vieles mehr allein zum Thema gesunde Ernährung. Einige schwören auf vegetarische oder vegane Ernährung, für andere hingegen ist eine Paleo-Ernährung, also eine steinzeitähnliche Ernährungsweise, das Nonplusultra. Es geht hier nicht darum, dass Sie Ihre bisherige Ernährung von Grund auf komplett umkrempeln müssen. Falls Sie jedoch übergewichtig sind oder andere gesundheitliche Beeinträchtigungen haben, wäre es zumindest ratsam, sich schrittweise einer bewussteren Lebensweise mithilfe guter Lebensmittel zu nähern. Ich möchte Ihnen kurz zeigen, was Sie dafür tun können.

Weniger tierische Produkte

Es gibt viele Gründe, wieso sich heutzutage immer mehr Menschen dazu entschließen, weniger oder gar keine tierischen Produkte mehr zu konsumieren. Neben dem ethischen Aspekt, der das Tierwohl betrifft, oder der Tatsache, dass hoher Konsum vor allem von rotem Fleisch die Umwelt belastet, gibt es auch aus gesundheitlicher Sicht gute Gründe, den Verzehr tierischer Produkte einzuschränken.

Das heutige Fleisch und Fleischprodukte sind meist von geringer Qualität, von Schadstoffen und Antibiotika belastet.

Wenn Sie auf gute Bio-Qualität achten, können Sie das Problem etwas umgehen, doch leider verkommen auch immer mehr Bio-Höfe zu Massenbetrieben.

Insbesondere Wurstprodukte wie Aufschnitt oder Bratwürste sollten Sie Ihrer Gesundheit zuliebe wirklich meiden.

Mageres Geflügelfleisch ist womöglich weniger bedenklich und Fisch sagt man ja oftmals nach, dass er gesund sei. Fisch liefert gute Fette und Vitamine, doch man muss bedenken, dass auch er mit Schadstoffen, wie zum Beispiel Schwermetallen, belastet sein kann. Wenn es Ihnen schwerfällt, gänzlich darauf zu verzichten, sollten Sie zumindest auf die Qualität achten. Viele Demeter-Höfe bieten gute Produkte an, ansonsten ist möglichst auf Bio-Qualität oder unbehandelte Produkte aus Ihrer Region zu achten.

Hühnereier aus guter Haltung können wöchentlich verzehrt werden, doch auch hier ist Vorsicht geboten bei Eiern, die aus Massenproduktionen kommen. Wochenmärkte oder lokale Bauern sind eine gute Anlaufstelle, falls Sie diese Möglichkeit in der Nähe haben sollten. Milchprodukte sind ein umstrittenes Thema.

Die Milchindustrie hat uns vor Jahrzehnten weismachen wollen, dass wir ohne Kuhmilch schlecht leben können, dass sie gesund für uns sei. Doch die Tatsache, dass sehr viele Menschen zumindest eine leichte Laktoseintoleranz haben, sollte für sich sprechen. Es ist einfach, den Überblick über den Konsum von

Milchprodukten zu verlieren, wenn Kuhmilch in so vielen Produkten steckt: in Butter, Käse, Frischkäse und vielen anderen Aufstrichen, Joghurt, Pudding, als Pulver in Süßigkeiten und Desserts, in zahlreichen Gebäcksorten, in fertigen Getränken und Soßen. Kuhmilch enthält Hormone, die für den Menschen nicht gedacht sind. Falls Sie sich mit dem Thema der Milchindustrie noch nicht auseinandergesetzt haben, möchte ich Ihnen dringend dazu raten. Auch hier gilt sicher, dass die Dosis das Gift macht, doch es ist wie gesagt einfach, zu vergessen, wie viel man davon tatsächlich konsumiert.

Auch Honig ist ein Produkt, das einige Menschen aus dem Grund seines tierischen Ursprungs meiden. Für den Körper verhält es sich größtenteils wie handelsüblicher Zucker, denn er auch er geht schnell ins Blut über. Da man Honig wohl kaum in sehr großen Mengen zu sich nimmt, ist er nicht unbedingt erwähnenswert. Tatsächlich wird beim Heilfasten oft geraten, neben ungesüßten Tees und Gemüsebrühen auch etwas Honig zu sich zu nehmen. Im Fokus der ganzen Thematik sollte jedenfalls die Achtsamkeit und der bewusste Umgang mit derartigen Lebensmitteln stehen. Sollten Sie noch ein großer Fleisch-Fan sein, fangen Sie doch vielleicht an, nur ein- oder zweimal in der Woche

Fleisch zu essen. Vielleicht möchten Sie auch direkt einen Schritt weiter gehen und sind sich all der negativen Aspekte schon längst bewusst. Wie dem auch sei – vertretbar ist höchstens ein Verzehr in Maßen, jedoch nicht in Massen.

Verzichten Sie auf verarbeitete Lebensmittel

Dass stark verarbeitete Lebensmittel nicht gut für unsere Gesundheit sind, sollte einleuchtend sein. Sie enthalten viel zu oft Inhaltsstoffe, die für unseren Körper wie Abfall sind und sich dort mit der Zeit wie solcher ablagern.

Unter hoch verarbeiteten Lebensmitteln verstehen wir Fertiggerichte, Fast Food und jegliche Produkte des sogenannten Convenience-Bereichs. Eben alles, wozu gegriffen wird, wenn es mal schnell gehen muss, man keine Lust hat, selbst zu kochen oder einem nach einer kleinen Sünde zumute ist. Tiefkühlprodukte wie Pizzen, Pommes Frites und andere Kartoffelprodukte, Nudel- und Reisgerichte, gefrorene Torten, Teigtaschen, gefüllte Tortellini aus dem Kühlregal, fertige Spätzle, die nur noch gebraten oder gekocht werden müssen, Tütensuppen, Konserven, Pulver für Semmelknödel, Nudelsoßen, und und und. Fast Food aus bekannten Ketten erweitert das Angebot um weitere ungesunde Mahlzeiten. Sie merken: Die Liste kann so endlos weitergehen.

Es gibt einen Gegentrend, der sich Clean Eating, also „sauberes" Essen, nennt. Jegliche hoch verarbeiteten Lebensmittel sind hier ein Tabu. Manche Leute gehen hierbei nach folgender Regel: Stehen auf der Verpackung mehr als fünf Zutaten, ist das Lebensmittel nicht geeignet. Hier muss man jedoch differenziert betrachten, ob das wirklich immer der Fall ist. Eine Nussmischung aus sechs verschiedenen Nusssorten ist aus dem Grund keinesfalls ungesund. Ein kakaohaltiges Getränkepulver, das zum größten Teil aus Rohrzucker, gefolgt von Kakao, Emulgatoren, Aromen und Zimt besteht, hat zwar nur fünf Zutaten, kann aber nicht als gesundes Lebensmittel bezeichnet werden. Ein derartiges Kakaopulver ist im Vergleich zu anderen Produkten noch ein harmloses Beispiel.

Ein gesunder Menschenverstand sollte im Normalfall ausreichen, um beurteilen zu können, was hoch verarbeitet und damit nicht gesund und was noch größtenteils naturbelassen ist. Es ist definitiv nützlich, sich ein wenig mit der Lebensmittelindustrie und der Herstellung zu beschäftigen. Darauf hier genauer einzugehen, würde den Rahmen sprengen, doch es ist wirklich spannend, teilweise erschreckend und wichtig, sich damit auseinanderzusetzen. Es gibt zahlreiche

Dokumentationen, die Ihnen das Thema unkompliziert näherbringen, falls Sie sich damit beschäftigen möchten.

Wenn Sie beginnen, ein Ernährungstagebuch zu führen, sehen Sie ganz deutlich, ob Sie womöglich zu viele hoch verarbeitete Produkte essen. Es ist zugegeben nicht immer einfach, auf alles zu verzichten. Nach Jahren gewöhnt man sich gern an die Bequemlichkeit, die durch viele Produkte gegeben ist. Wenn Sie trotzdem einmal etwas davon essen, werden Sie natürlich nicht sofort krank oder fühlen sich unmittelbar schlecht danach. Sonst würde sich das meiste wohl nicht so gut verkaufen. Doch es ist sehr wichtig, für die möglichen Langzeitfolgen zu sensibilisieren, die wir noch nicht zu einhundert Prozent abwägen können, was sie somit potenziell so gefährlich macht. Hoch verarbeitete Lebensmittel gab es in der Menge von heute noch nie. Das Phänomen ist in dieser Ausprägung recht neu, wenn man das heutige Essverhalten, das häufig Fertigprodukte und Fast Food beinhaltet, mit der ziemlich konstanten Ernährungsweise von vor einigen hundert Jahren vergleicht.

Eine weitere schlechte Nachricht ist, dass es um die Landwirtschaft nicht gerade besser steht. Heutiges Gemüse und Obst enthält nachweislich viel weniger

Vitamine als es noch vor rund hundert Jahren der Fall war. Mit naturbelassenem Gemüse und Obst, möglichst aus biologischer Landwirtschaft oder besser noch aus eigenem Anbau, liegt man im Vergleich zu den hoch verarbeiteten Produkten jedoch eindeutig noch auf der besseren Seite.

Natürliche Lebensmittel sind der Schlüssel

... zu einer besseren Gesundheit. Aus dem obigen Abschnitt ergibt sich, dass Sie möglichst viel frisches Gemüse, Obst und grundsätzlich Naturbelassenes essen sollten.

Dazu gehören außerdem Hülsenfrüchte, Nüsse, Saaten, aber auch Eier, Fisch und Fleisch in Maßen.

Ein wichtiger Tipp vorweg: Kochen Sie so viel wie möglich selbst. Falls Sie das schon tun — großartig! Doch man kann auch mit Fertigprodukten selbst kochen und gibt dadurch sozusagen die Kontrolle, was letztendlich im eigenen Essen landet, ab. Versuchen Sie also, sich davon zu lösen, falls Sie feststellen, dass Fertigprodukte bei Ihnen bisher ein Problem darstellen. Sie brauchen nicht einmal irgendwelchen aufwendigen Rezepten zu folgen. Hauptsächlich mit unverarbeiteten Lebensmitteln zu kochen, mag anfangs etwas ungewohnt sein, doch wenn sie regelmäßig kochen, spielt sich da wie von selbst schnell eine Routine ein.

Sie haben berufsbedingt oder aus anderen Gründen nicht täglich die Gelegenheit, frisch zu kochen? Machen Sie das Zubereiten von frischem Essen zu einer Priorität in Ihrem Leben, schließlich bereiten Sie da etwas zu, was Ihren Körper nähren und Sie möglichst lange am Leben erhalten soll. Wenn es aber doch zeitlich knapp wird, ziehen Sie in Erwägung, Ihre Mahlzeiten vorab zu kochen und sich einen kleinen Vorrat anzulegen. Je nach Lebensmittel können Sie meist für die nächsten drei Tage vorkochen, nur bei einzelnen Zutaten wie gekochtem Reis ist Vorsicht bei längerer Aufbewahrung angesagt.

Erwähnenswert an der Stelle ist, dass Sie keine Angst vor den guten Fetten haben sollten. Viele Menschen denken, um abzunehmen und gesund zu sein, müssen sie auf fettiges Essen verzichten. Frittierte Speisen sind schließlich auch ungesund, doch ich möchte betonen, dass fetter Fisch, wie etwa Lachs, Nüsse und Saaten und gute Öle im Salat oder zu anderem Gemüse auf jeden Fall zu einer guten Ernährung gehören sollten. Ohne Fisch oder andere tierische Produkte ist das auch gut umsetzbar. Das Fett hält Sie lange satt und enthält zudem die guten Omega-3-Fettsäuren, von denen man schon lange weiß, wie wichtig sie sind.

Ebenso sind gute Proteine unverzichtbar in der Ernährung. Auch sie kommen in Nüssen und vielen Hülsenfrüchten reichlich vor und sind für viele unserer Körperfunktionen unverzichtbar. Sie sind unter anderem Bausteine der Muskeln, Haare und Nägel und sorgen genauso wie gute Fette dafür, dass wir lange satt bleiben. Um eine Brücke zum Intervallfasten zu schlagen: Theoretisch können Sie in der Essensphase essen, was Sie wollen und trotzdem abnehmen. Das ist etwas, was oftmals versprochen wird. Wenn Sie sich nicht ständig nur von Zucker ernähren, der Ihren Insulinspiegel völlig durcheinanderbringt, mag das auch stimmen. Doch ich möchte betonen, dass Sie mit einer gesunden Ernährung nicht nur schneller bessere Ergebnisse erreichen können, sondern Ihrer Gesundheit nachhaltig einen großen Gefallen tun.

Trinken Sie ausreichend viel

Ihr Körper besteht zu etwa zwei Dritteln aus Wasser, da ist es nur sinnvoll, täglich genug davon zu trinken. Die meisten Erwachsenen trinken jedoch viel zu wenig. Fühlen auch Sie sich ertappt? Gerade, wenn Sie fasten möchten, ist es unverzichtbar, ausreichend Flüssigkeit zu sich zu nehmen.

Man spricht meist von mindestens zwei Litern Wasser pro Tag, doch dieser Wert kann je nach

Körpergröße und -gewicht variieren. Wasser dient dem Transport, der Lösung von Stoffen und der Temperaturregulation. Täglich scheiden wir einen Teil der Flüssigkeit wieder aus, weswegen es wichtig ist, diesen Verlust auszugleichen. Wenn wir Durst verspüren, ist es bereits zu spät – wir sind dehydriert. Trinken Sie also während des Fastens nicht erst dann, wenn Sie durstig sind, sondern möglichst regelmäßig über den Tag verteilt. Pures Wasser oder ungesüßte Tees eignen sich hier am besten.

Bei einem ganzen Fastentag sind verdünnte Obst- und Gemüsesäfte sowie Gemüsebrühen ebenfalls in Ordnung, doch sorgen Sie nebenbei trotzdem für eine ausreichende Flüssigkeitszufuhr durch Wasser, da salz- und zuckerhaltige Getränke den Flüssigkeitshaushalt nicht so gut ausgleichen können wie reines Wasser. Der Körper ist dann nämlich damit beschäftigt, diese Stoffe mit noch mehr Wasser wieder auszuspülen. Auch, wenn Sie nicht auf Ihren Kaffee verzichten wollen, trinken Sie ruhig ein Glas Wasser dazu. Der Wasserverlust durch Kaffee ist zwar unbedeutend, doch durch das Durchspülen mit Wasser verhindern Sie unschöne Verfärbungen der Zähne.

Viel wichtiger ist jedoch, dass alle Ihre Organe mit ausreichend Wasser versorgt sind. Typische

Anzeichen der Dehydration sind Kopfschmerzen, Schwindelgefühle, Appetitlosigkeit, ein trockenes Gefühl im Mund, Verstopfung und dunkelgelber Urin. Wenn Sie genug trinken, erhalten Sie Ihre Leistungsfähigkeit, Sie beugen Krankheiten vor und kurbeln außerdem Ihren Stoffwechsel und somit die Gewichtsabnahme an.

Falls der Gewichtsverlust auch eines Ihrer persönlichen Ziele ist, können Sie gut abnehmen, indem Sie vor jeder Mahlzeit mindestens ein großes Glas Wasser trinken. Gerade dann, falls Sie zu denjenigen gehören, die sich bei einer Mahlzeit häufiger überessen und das erst zu spät bemerken, hilft das Wasser Ihnen, den Appetit etwas zu hemmen.

Falls Sie über den Tag schlichtweg vergessen, regelmäßig zu trinken, kleben Sie sich doch irgendwo eine kleine Notiz hin, die Sie daran erinnert. Das funktioniert zu Hause oder auch im Büro am Schreibtisch sehr gut. Auch, wenn Sie beruflich anderweitig beschäftigt sind, haben Sie immer eine Flasche Wasser dabei, auch dann, wenn Sie unterwegs sind. Recherchieren Sie an Orten, an denen Sie sich regelmäßig aufhalten, wie es um die Qualität des Leitungswassers steht oder ob das Gebäude, in dem Sie sich befinden, noch mit Bleirohren versorgt wird.

Grundsätzlich ist unsere Wasserqualität so gut, dass man beim Trinken vom Wasser aus der Leitung keine Bedenken haben muss. Nur bei Bleirohren ist Vorsicht geboten. Im Internet können Sie meist erforschen, wie es um Ihre lokale Wasserqualität steht. Sie können es auch in einem Labor untersuchen lassen, falls Sie bereit sind, etwas Geld auszugeben, doch das ist grundsätzlich nicht unbedingt notwendig. Sie sparen durch das Trinken von Leitungswasser jedenfalls viel Geld, das Schleppen von schweren Flaschen und Getränkekästen und Zeit ein, da Sie eine Flasche einfach an jedem Wasserhahn auffüllen können.

ABLENKUNG

Wenn Sie es gewohnt sind, lange Zeitfenster zu haben, in denen Sie essen können, oder vielleicht sogar jemand sind, der gern aus Langeweile isst, sorgen Sie für ausreichend Ablenkung in Ihrem Alltag. Das ist meist leichter gesagt als getan. Gerade, wenn wir viel Zeit zu Hause verbringen, ist der Gang zur Küche, zum Kühlschrank oder zu Essensvorräten kurz.

Mit der Langeweile steigt dann oft auch noch der Appetit, nicht aber der Hunger. Lernen Sie den Unterschied zwischen Hunger und Appetit, beziehungsweise Heißhunger kennen. Würden Sie in diesem Moment auch einen einfachen grünen Salat essen wollen? Falls die Antwort „Nein" lautet und Sie stattdessen lieber etwas typisch Ungesundes essen möchten, dann haben Sie ziemlich sicher keinen Hunger.

Dem können Sie nur mit einem starken Willen oder mit ausreichend Ablenkung entgegenwirken, damit Sie gar nicht erst auf die Idee kommen, Ihr Fasten zu brechen. Auch hier hilft wieder einmal gute Planung und Organisation. Sie wissen schon im Voraus, dass Sie an einem bestimmten Tag wenig zu tun haben?

Natürlich sollten Sie sich auch einmal entspannen können, doch das geht auch, indem Sie sich bestimmte Dinge vornehmen. Haben Sie möglicherweise ein Buch herumliegen, dass Sie schon seit Längerem weiterlesen wollten? Gehen Sie auch mal an die frische Luft, egal, wie das Wetter ist. Meist entdeckt man doch einige interessante Dinge oder kann sich in der Natur auf einem kleinen Spaziergang erholen, falls Sie diese Möglichkeit in Ihrer nahen Umgebung haben. Sich zu Hause zu bewegen, ist auch eine Option und leichte Gymnastik, Dehnübungen oder Yoga eignen sich da ganz hervorragend. Widmen Sie sich andernfalls einem Hobby. Seien Sie produktiv, wenn Ihnen danach ist. So lässt sich die nächste Mahlzeit gleich viel besser genießen, wenn Sie wissen, dass Sie in der Zwischenzeit etwas geleistet oder sich anderweitig etwas Gutes getan haben.

BEWEGUNG UND SPORT

Schon antike Philosophen wie Aristoteles und Platon wussten, dass das Leben auf der Bewegung beruht. Es ist so wichtig, dass ich diesem Thema zumindest einen Abschnitt in diesem Ratgeber widmen möchte. Insbesondere dann, wenn Sie Gewicht abnehmen und Fett verbrennen, Muskelmasse jedoch erhalten möchten, ist Bewegung ein entscheidender Punkt. Der Erhalt von Muskelmasse ist wichtig und sehr hilfreich bei weiterem Fettabbau, da ausgeprägte Muskeln allein durch ihr Dasein mehr Energie verbrauchen als weniger Muskelmasse.

Im Umkehrschluss können Sie also mehr essen oder anders gesagt, Sie müssen nicht akribisch darauf achten, wie viele Kalorien Sie zu sich nehmen. Darauf müssen Sie beim Intervallfasten prinzipiell nicht achten, doch es kann sich lohnen, zumindest einmal seinen körpereigenen Grund- und Leistungsumsatz zu errechnen.

Dafür gibt es zahlreiche kostenlose Angebote im Internet, die anhand Ihres Geschlechts, Ihres Alters und Gewichts, Ihrer Körpergröße und körperlicher Aktivität in etwa berechnen können, wie viel Sie täglich an Energie verbrauchen. Das hilft Ihnen, eine grobe Idee davon zu bekommen, wie viel Sie täglich essen können.

Doch wie gesagt ist Bewegung und gelegentliche, größere Anstrengung unerlässlich für eine gute Gesundheit und für einen gesunden Weg des Gewichtsverlusts. Eine bei Frauen beliebte Sportart ist das Joggen, entweder draußen an der frischen Luft oder auf dem Laufband. Ich würde jedoch klar empfehlen, nach draußen zu gehen, da Sie dadurch nicht abrupt aufhören können, weil Sie noch nach Hause kommen müssen und außerdem ist das Laufen draußen weniger eintönig.

Wenn Ihnen mal nicht nach Laufen ist, kann ich empfehlen, leichte Dehnübungen zu machen. Die eigene körperliche Flexibilität zu trainieren ist ein nachhaltiger Weg zu einer besseren Gesundheit auch im höheren Alter und somit eine hervorragende Gesundheitsvorsorge.

ERHOLSAMER SCHLAF

Das Thema Schlaf wurde schon im Zusammenhang mit den gesundheitlichen Vorzügen des Intervallfastens kurz angeschnitten. Ähnlich wie die Bewegung des Körpers ist auch ein gesunder Schlaf absolut unverzichtbar für eine gute Gesundheit. Wenn Sie jede Nacht aus Gründen, die nicht mit einem vollen Magen zusammenhängen, an Schlafproblemen leiden oder aus schlechter Gewohnheit viel zu wenig schlafen, wird Ihnen kein Intervallfasten und keine Heilfastenkur das komplett ersetzen können.

Achten Sie deswegen bitte auch dann, wenn Sie nicht fasten, darauf, dass Sie eine gute Schlafhygiene einhalten. Ja, ähnlich wie eine gute Körperhygiene gibt es auch eine Schlafhygiene und diese ist mindestens genauso wichtig. Ein wichtiger Tipp ist, dass Sie vor dem Zubettgehen möglichst nicht mehr auf helle Bildschirme schauen sollten. Der blaue Anteil des Lichts, das Geräte wie Smartphones, Tablets und Computerbildschirme ausstrahlen, hemmt die Melatoninproduktion im Körper und verhindert so, dass wir gut ein- und durchschlafen.

Es kann schwierig sein, mit alten Gewohnheiten zu brechen. Darüber wird es im Übrigen auch im nächsten Kapitel gehen. Füllen Sie die Zeit vor dem Schlafen anderweitig sinnvoll. Planen Sie ausreichend viel Zeit für Ihren Schlaf ein, achten Sie auch darauf, dass Sie vielleicht gelegentlich etwas mehr Zeit zum Einschlafen brauchen. Dunkeln Sie das Zimmer, in dem Sie schlafen, gut ab. Wenn Sie nachts keine ausreichende Stille genießen können, besorgen Sie sich notfalls Ohrstöpsel, damit Sie ruhig durchschlafen können. Das Wichtigste bei der Sache ist, dass Sie Ihren Schlaf zu einer Ihrer höchsten Prioritäten machen, denn ohne ihn geht nichts.

NEUE GEWOHNHEITEN AUF-BAUEN

Laut Maxwell Maltz, einem plastischen Chirurgen der 1950er-Jahre, dauerte es durchschnittlich zumindest 21 Tage, bis sich ein Patient nach einer Operation an die Veränderung gewöhnte. Ein Team unter der Führung von Philippa Lally vom University College London hingegen veröffentlichte eine Studie, die 96 Personen über einen Zeitraum von 12 Wochen beim Aufbau einer neuen Gewohnheit begleitete. Dabei kam das Team zu dem Schluss, dass dies im Schnitt 66 Tage dauern würde. Intervallfasten unterscheidet sich zwar davon, sich an eine neue Nase nach einer Schönheitsoperation zu gewöhnen oder von einer neuen Gewohnheit wie der, täglich Zahnseide zu verwenden, doch auch Intervallfasten ist mit dem Aufbau einer neuen Gewohnheit verbunden.

Da es schwieriger ist, sich vorzunehmen, etwas nicht zu tun, als etwas zu tun, könnten Sie damit beginnen, sich neue Gewohnheiten aufzubauen, die Sie anstelle Ihres morgendlichen Frühstücks oder Ihres späten Abendessens in Ihren Tag einbauen. Das funktioniert besonders gut, wenn Sie sich für das 18:6-, 16:8- oder 20:4-Modell entscheiden. Auch dann, wenn Sie sich langsam herantasten möchten und für den Anfang beispielsweise nur 14 Stunden am Stück fasten, ist es hilfreich, neue Gewohnheiten zu haben, die die ehemalige Essenszeit sinnvoll füllt.

Falls Sie am Morgen die Zeit haben, gönnen Sie sich doch statt eines Frühstücks einen schönen Spaziergang draußen an der frischen Luft oder beginnen Sie den Tag mit etwas Yoga oder leichten Dehnübungen. Sie könnten auch ein Buch lesen oder versuchen, eine andere positive Gewohnheit aufzubauen, bei der Sie denken, dass Sie Ihre Lebensqualität nachhaltig verbessern wird.

Auch das Intervallfasten selbst ist schließlich eine

Gewohnheit. Geben Sie sich also die Zeit, sich daran zu gewöhnen, und verzweifeln Sie nicht, wenn Sie merken, dass Sie anfangs noch nicht ganz damit zurechtkommen. Nach einiger Zeit wird sich das Intervallfasten vollkommen natürlich anfühlen, da Sie aufhören werden, bewusst darüber nachzudenken. Natürlich kann es mal Ausnahmen beim Fasten geben, doch achten Sie darauf, dass diese sich nicht zu sehr häufen. Zu viele davon könnten Sie aus dem Rhythmus und auch aus Ihrer neuen Gewohnheit bringen.

NEBENWIRKUNGEN UND NOTFALLPLÄNE

Eine Veränderung Ihres Essverhaltens beim Intervallfasten geht an Ihrem Körper offenbar nicht spurlos vorbei, demnach sind auch unerwünschte Nebenwirkungen nicht vollkommen auszuschließen. So können auch bei gesunden Menschen Beschwerden wie Kopfschmerzen, Schwindel, Kreislauf- und Schlafprobleme, Übelkeit und Erschöpfung auftreten. Wenn Sie zu lange mit derartigen Beschwerden konfrontiert werden, hören Sie mit dem Fasten auf und konsultieren Sie einen Arzt. Einige der Beschwerden, wie etwa Kopfschmerzen und Schwindel, treten auch bei einer

Dehydration auf, deswegen sollten Sie auf jeden Fall genügend trinken.

Kreislaufprobleme, Schwierigkeiten beim Schlafen, Übelkeit und Erschöpfung können allerdings Symptome für vieles sein. Brechen Sie das Fasten deshalb ab, sollten Sie sich überhaupt nicht wohlfühlen. Bei einem kleinen Energietief beim Fasten kann es helfen, etwas Honig zu essen oder einen verdünnten Saft oder eine Gemüsebrühe zu trinken. Gelegentlich kann es kurze Momente geben, in denen Sie das Fasten am liebsten aufgeben möchten, sich sonst aber körperlich in Ordnung fühlen. Ein kalorienarmes Getränk oder Honig eignet sich daher gut, aus diesem kleinen Tief wieder herauszukommen.

Hilfe durch Bitterstoffe

Um den Appetit zu beseitigen, können Bitterstoffe Abhilfe verschaffen. Zugegeben, stark bitteres Essen schmeckt uns meist nicht besonders gut, doch Bitterstoffe eignen sich hervorragend, um Heißhunger auf Süßes entgegenzuwirken, sind gut für unsere Verdauung und rundum wahre Naturheilmittel.

Bitterstoffe wirken in uns einer Übersäuerung entgegen und kommen auf natürliche Weise in Pflanzen vor, die sich durch den bitteren Geschmack vor Fressfeinden schützen. Da Gifte häufig bitter schmecken, ist es also auch unser eigener Schutzmechanismus, der uns warnen will. Viele Gemüsesorten wurden über die Zeit so gezüchtet, dass sie weniger Bitterstoffe enthalten, obwohl diese uns heutzutage meist fehlen. Sie regen die Verdauung an und sorgen gleichzeitig für einen verminderten Appetit.

Um auf unsere tägliche Dosis an Bitterstoffen zu kommen, eignet sich der Verzehr von Gemüsesorten wie Rucola, Kohl, Chicorée, Artischocken oder Löwenzahn. Wildkräuter sind voller Bitterstoffe: Warum also nicht einmal etwas mit einem Wildkräuter-Pesto zubereiten? In Kaffee, grünem Tee und Kräutertees wie Salbeitee finden sich außerdem weitere zahlreiche Bitterstoffe. Sie sind auch in Form von Tropfen oder Kapseln erhältlich, falls Sie einen schnellen SOS-Plan bei Heißhunger auf etwas Süßes brauchen, doch von synthetischen Appetithemmern ist abzuraten.

SUCHEN SIE MITSTREITER

Zuletzt noch ein wertvoller Tipp: Suchen Sie sich eine Person, die mit Ihnen fastet. Das kann ein Partner sein, eine Freundin oder ein Freund, Arbeitskollegen, Mitbewohner, jemand aus Ihrer Familie oder aus Ihrer Nachbarschaft. Das spielt keine große Rolle, wichtig ist nur, dass Sie guten Kontakt zu dieser Person pflegen und sich regelmäßig austauschen können. Denn wie sagt man so schön? Geteiltes Leid ist halbes Leid. Gut, Sie sollten durch das Intervallfasten kein Leid verspüren, doch es hilft ungemein, zu wissen, dass Sie das nicht allein durchziehen müssen.

Wenn es möglich ist, verbringen Sie viel Zeit mit dieser Person. So können Sie sich im Fastenintervall gegenseitig ablenken und auf andere Gedanken bringen und später zum Beispiel gemeinsam kochen und essen. Sollte es sich dabei nicht um jemanden handeln, mit dem Sie ohnehin schon gemeinsam wohnen, lässt sich das natürlich schwer täglich umsetzen.

Aber wenn Sie merken, dass Sie anfänglich womöglich ein paar Startschwierigkeiten und öfter schwache Momente haben, versuchen Sie, diese Treffen und einen gezielten Austausch genau einzuplanen. Vielleicht können Sie sich mit besagter Person auch zum Sport treffen?

Es sagt auch niemand, dass es sich dabei um eine einzige Person handeln muss. Je mehr, desto besser. Denn wer in einer Gruppe an einem derartigen „Experiment" teilnimmt, ist weniger dazu verleitet, einfach aufzugeben, wenn die Gruppendynamik stimmt. Es kann sich schwierig gestalten, mehrere oder vielleicht auch nur einen Mitstreiter zu finden, da einige Menschen nicht besonders aufgeklärt sind, was das Thema Fasten betrifft.

Wenn Sie ein paar offene Menschen in Ihrem Umfeld haben, ist es allemal einen Versuch wert, das Gespräch zu suchen und ihnen zu erklären, welche genialen Vorteile das Fasten und im Speziellen das Intervallfasten bietet. Selbstverständlich ist der Schritt, sich jemanden zu suchen, der mit Ihnen fastet, optional. Doch wenn Sie Lust darauf haben, probieren Sie es aus! Gemeinsam macht es definitiv mehr Spaß.

Beispielhafter Tagesplan

D amit Sie sich ein erstes Bild eines möglichen Tagesablaufs machen können, gebe ich Ihnen zum Schluss einen Vorschlag für einen typischen Tag nach der 18:6-Methode. Der Zeitraum lässt sich bei längerer oder verkürzter Essensphase gut nach vorn und hinten gleichmäßig ausdehnen oder einschränken.

Nachdem Sie aufstehen

Trinken Sie erst einmal ein bis zwei Gläser Wasser oder ungesüßten Tee. Gönnen Sie sich doch vielleicht einen kleinen Spaziergang an der frischen Luft oder bewegen Sie sich anderweitig. Sie können die Zeit des Morgens und des Vormittags so produktiv oder unproduktiv nutzen, wie Sie wollen. Trinken Sie auch über diesen Zeitraum immer wieder viel Flüssigkeit.

Über Nacht baut Ihr Körper Giftstoffe ab. Wenn Sie nicht genug Flüssigkeit zu sich nehmen, ist der Urin, über den viele Abfallstoffe ausgeschieden werden, damit sozusagen übersättigt und es kann nicht alles beseitigt werden. Haben Sie bei allem, was Sie tun, immer ein Glas oder eine Flasche Wasser oder eine Tasse Tee zur Seite. So ist es unwahrscheinlicher, dass Sie vergessen zu trinken.

Ab 11 Uhr

Zeit für eine erste Mahlzeit. Es kann ein spätes Frühstück sein, ein frühes Mittagessen oder eben einfach ein Brunch. Egal, ob Sie lieber herzhaft oder süß essen, es ist vieles erlaubt. Einen sehr guten Einstieg bietet Haferbrei, ein absolutes Trendfood, das auch unter der Bezeichnung Porridge oder Oatmeal bekannt ist.

Wenn Sie die breiige Konsistenz nicht mögen, können Sie die Haferflocken auch ungekocht mit etwas Pflanzendrink oder Milch genießen, dabei bleiben sogar noch mehr wertvolle Nährstoffe erhalten. Sie können das Gericht kombinieren mit frischem Obst, tiefgefrorene Beeren eignen sich auch sehr gut. Dazu kommen ganze oder gehackte Nüsse oder etwas Nussmus, Leinsamen, andere Saaten, etwas Zimt oder reines Kakaopulver. Die Möglichkeiten sind vielfältig.

Außerdem lassen sich Haferflocken auch wunderbar herzhaft genießen. Mit ein wenig Gemüsebrühe aufgekocht und mit Gemüse kombiniert, haben Sie eine nahrhafte Basis für Ihren Tag. Haferflocken regulieren den Insulinspiegel, besitzen gute Ballaststoffe und halten Sie für ein paar Stunden gut satt.

Zwischen 13 und 14 Uhr

Je nachdem, wie viel Sie am Vormittag essen möchten, haben Sie am frühen Nachmittag vielleicht wieder leichten Hunger. Zeit für einen kleinen Snack, doch das ist keineswegs ein Muss. Dem Magen und Darm auch zwischendurch eine Pause zu gönnen, ist wichtig, andernfalls haben Sie möglicherweise keinen Appetit vor Ihrer letzten Mahlzeit am Tag oder fühlen sich einfach schon zu übersättigt. Wenn Sie jedoch noch etwas vertragen können und Ihre erste Essensportion eher klein ausfiel, wie wäre es als Snack mit einer Scheibe Vollkornbrot mit selbst gemachtem Hummus aus Kichererbsen und dazu etwas Obst oder Gemüse in Form von Rohkost? Oder vielleicht lieber ein Kaffee oder Tee zu einem gesunden, selbst gebackenen Muffin? Mit einem Stück Obst oder Gemüse liegen Sie jedenfalls nie falsch.

Ab 16 Uhr bis 16.30 Uhr

Es ist Zeit für die letzte große Mahlzeit des Tages. Da ab 17 Uhr das Fastenintervall beginnt, können Sie spätestens um 16.30 Uhr anfangen zu essen, damit Sie bis dahin in etwa fertig sind. Wenn Sie nicht zu viel Zeit mit dem Kochen verbringen möchten, bieten sich Eintöpfe oder Gerichte, die Sie einfach in einer großen Pfanne zubereiten können, gut an.

Sie könnten etwas Gemüse und Reis garen, würzen und mit einem Ei nochmal kurz anbraten. Mit Erdnussmus und Wasser, das Sie direkt in die Pfanne dazugeben, entsteht eine leckere Soße. Grundsätzlich sollte jedoch der Anteil des Gemüses hoch und das vom Reis eher niedrig sein.

Auch Vollkornnudeln sind gelegentlich in Ordnung. Einfach wieder mit Gemüse, auch pures Tiefkühlgemüse funktioniert, kombinieren und mit etwas gutem Öl, Gewürzen und Kräutern abschmecken. Kombinieren Sie einfach Zutaten, die Ihnen schmecken, denn manchmal kommen bei kleinen Experimenten doch großartige Ergebnisse ans Tageslicht. Alternativ können Sie sich nach passenden Rezepten umsehen.

Am Abend

Es gilt dasselbe wie am Morgen: Bleiben Sie hydriert, trinken Sie viel Wasser oder entspannende Kräutertees. Ihr Körper wird vor dem Schlafen noch einiges an Energie für die Verdauung aufwenden müssen, planen Sie für den Abend also lieber keine anstrengenden Aktivitäten ein. Wenn Sie sich am Morgen nicht zu einem Spaziergang überreden konnten, ist jetzt die perfekte Gelegenheit für einen kleinen Verdauungsspaziergang. Gehen Sie Ihrer Abendroutine nach und holen Sie sich anschließend eine erholende Mütze Schlaf.

Worauf warten Sie noch?

Ich hoffe, ich konnte Sie dazu motivieren, nicht nur einen gesünderen Lebensstil anzustreben, sondern auch dem Intervallfasten eine Chance zu geben. Sie wissen nun, welche möglichen Methoden es gibt und welche gesundheitlichen Vorzüge das Fasten mit sich bringt, denn es kann Ihnen nicht nur dabei helfen, Gewicht zu verlieren, sondern zudem ein längeres und gesünderes Leben zu genießen. Um all diese Informationen praktisch umzusetzen, fangen Sie mit kleinen Schritten an. Viele der Tipps können Sie sofort umsetzen und nach einiger Zeit werden Sie sie automatisch in Ihren Alltag integriert haben.

Verlieren Sie dabei nicht aus den Augen, dass es in erster Linie um Ihr Wohlbefinden und Ihre Gesundheit gehen sollte. Wenn Sie merken, dass etwas nicht gut funktioniert, probieren Sie eine andere Herangehensweise oder hören Sie zunächst mit dem Fasten auf.

Falls es Ihnen einfach schwerfällt, sich an die Fastenzeiten zu halten, machen Sie sich deutlich, wieso Sie fasten wollen, und halten Sie sich diese Ziele immer vor Augen. Seien Sie jedoch nicht zu streng mit sich selbst oder zu ernst bei der Sache. Sie sollten sich dabei zwar nicht selbst belügen, doch zusätzlicher Stress ist etwas, was Sie nicht brauchen.

Erproben Sie eigene Tagespläne und suchen Sie sich jemanden, der mit Ihnen fasten möchte und dann kann es auch schon losgehen!

Viel Erfolg und Spaß beim Intervallfasten!

Herstellung und Verlag:

BoD – Books on Demand, Norderstedt

ISBN: 9783754305966

1. Auflage

Kontakt: Psiana eCom UG/ Berumer Str. 44/ 26844 Jemgum

Covergestaltung: Fenna Larsson

Coverfoto: depositphotos.com

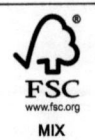